全国高等医药院校教材配套用书

轻松记忆"三点"丛书

儿科学速记

（第3版）

阿虎医考研究组　编

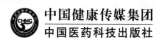

中国健康传媒集团

中国医药科技出版社

内容提要

本书是"轻松记忆'三点'丛书"之一，根据全国高等教育五年制临床医学专业教学大纲和国家执业医师资格考试大纲编写而成。本书为全国高等教育五年制临床医学专业教材《儿科学》的配套辅导用书。本书内容共分 17 章，涉及儿童生长发育、儿科疾病诊治原则、新生儿与新生儿疾病以及其他系统儿科相关疾病等，重点突出、条理清晰、切中要点又充分保留了学科系统的完整性，重点、难点和考点一一呈现，章末的"小结速览"高度概括本章的主要内容。

本书是全国高等医药院校五年制临床医学专业学生复习和应考的必备辅导书，也可作为执业医师考试的备考用书。

图书在版编目（CIP）数据

儿科学速记/阿虎医考研究组编. —3 版. —北京：中国医药科技出版社，2020.4

（轻松记忆"三点"丛书）

ISBN 978 - 7 - 5214 - 1534 - 6

Ⅰ. ①儿…　Ⅱ. ①阿…　Ⅲ. ①儿科学—医学院校—教学参考资料　Ⅳ. ①R72

中国版本图书馆 CIP 数据核字（2020）第 020889 号

美术编辑　陈君杞
版式设计　南博文化

出版　**中国健康传媒集团** | 中国医药科技出版社
地址　北京市海淀区文慧园北路甲 22 号
邮编　100082
电话　发行：010 - 62227427　邮购：010 - 62236938
网址　www.cmstp.com
规格　787 × 1092mm ¹⁄₃₂
印张　11⅝
字数　252 千字
初版　2010 年 4 月第 1 版
版次　2020 年 4 月第 3 版
印次　2020 年 4 月第 1 次印刷
印刷　三河市国英印务有限公司
经销　全国各地新华书店
书号　ISBN 978 - 7 - 5214 - 1534 - 6
定价　45.00 元

获取新书信息、投稿、为图书纠错，请扫码联系我们。

出 版 说 明

轻松记忆"三点"丛书自2010年出版以来，得到广大读者的一致好评。应读者要求，我们进行了第三次修订，以更加利于读者对医学知识"重点、难点、考点"的掌握。

为满足普通高等教育五年制临床医学专业学生考研、期末复习和参加工作后执业医师应考需要，针对医学知识难懂、难记、难背的特点，本丛书编者收集、整理中国协和医科大学、北京大学医学部、中国医科大学、中山大学中山医学院、华中科技大学同济医学院等国内知名院校优秀本科、硕士（博士）研究生的学习笔记和学习心得，在前两版的基础上对丛书内容进一步优化完成编写。

本丛书依据普通高等教育本科临床医学专业教学大纲编写而成，有利于学生对医学知识的全面把握；编写章节顺序安排与相关教材呼应，符合教学规律；对专业知识进行梳理，内容简洁精要，既保留学科系统的完整性又切中要点，重点突出；引入"重点、难点、考点"模块，让学生能够快速理解和记忆教材内容与要点，"小结速览"模块能够加深和强化记忆，方便学生记忆应考。

我们鼓励广大读者将本丛书内容同自己正在进行的课程学习相结合，充分了解自己学习的得失，相互比较，互通有无。相信经过努力，必定会有更多的医学生能亲身感受到收获知识果实的甜美和取得成功的喜悦。

本丛书是学生课前预习、课后复习识记的随身宝典，可供普通高等教育五年制临床医学专业本科、专科学生学习使用，也可作为参加医学研究生入学考试、国家执业医师资格考试备考的复习用书。

中国医药科技出版社

2020 年 1 月

前言
QIANYAN

儿科学是临床医学范畴中的二级学科，儿童的生长发育在不同阶段表现出年龄相关的规律性。儿科学主要研究对象是自胎儿至青春期的儿童。主要学习内容包括儿童生长发育的规律、儿童时期各种疾病的发生发展规律、临床诊断、治疗原则和预防措施等。

本书是根据全国高等教育五年制临床医学专业教学大纲和国家执业医师资格考试大纲的要求，凝练核心内容，突出重点、概括难点，力求保持知识的系统性和实用性。主要特点如下。

本书按章节编写，每章的开篇都先对重点、考点和难点进行点拨，提纲挈领，如新生儿与新生儿疾病这一章节，新生儿分类、HIE 的临床分度、新生儿败血症的临床表现是重点部分，正常足月儿与早产儿的特点是难点部分，Apgar 评分、新生儿呼吸窘迫综合征的诊断、生理与病理性黄疸、新生儿溶血病的诊断是常见考点，这样使读者的学习目标清晰明了。

在每章的末尾部分，巧妙设计小结速览，使读者在完成整章的学习基础上对思路进行简单梳理，如免疫性疾病，对免疫缺陷病、获得性免疫缺陷综合征、风湿热等知识点进行简单总结，便于读者进行系统性的复习和加深记忆。

本书体积小、内容精练简洁，方便您随身携带和随时学习儿科学知识，是您医学路上的必备辅导用书。总之，希望在本书的陪伴下，读者能再攀医学高峰。

编　者
2019 年 12 月

目录
MULU

第一章 绪 论

● **重点** 新生儿期的概念；婴儿期的特点。
○ **难点** 小儿年龄各期的特点。
★ **考点** 小儿年龄的分期。

小儿年龄分期和各期特点

1. 胎儿期 从受精卵形成到胎儿出生为止，约40周。

特点：①完全依赖母体而生存；②孕母的健康对胎儿的存活和生长发育有直接影响；③最初12周最易受到外界不利因素的影响而出现流产、先天畸形等。

2. 新生儿期 自胎儿娩出脐带结扎开始至生后28天内（按年龄，此期包含在婴儿期内）。

特点：①机体发育尚未成熟，适应外界环境的能力较差；②患病率和死亡率高，尤以早期新生儿（第一周新生儿）最高。

3. 婴儿期 自出生到1周岁之前。

特点：①小儿生长发育最迅速的时期；②对营养需求高而消化功能不完善，消化紊乱与营养障碍性疾病多见；③婴儿5~6月后从母体获得的 IgG 逐渐消失。感染性疾病多见。

4. 幼儿期 自1周岁到满3周岁之前。

5. 学龄前期 自3周岁到6~7岁入小学前。智能、性格形成的关键时期。

6. 学龄期 自入小学开始至青春期前（女孩 12 岁，男孩 13 岁）。

7. 青春期 从第二性征出现到生殖功能基本发育成熟、身高停止增长的时期。女孩一般从 11～12 岁开始到 17～18 岁，男孩从 13～14 岁开始到 19～20 岁。

第二章 生长发育

> ● **重点** 小儿生长发育特点。
> ● **重点** 神经系统的发育。
> ★ **考点** 体格生长的关键指标。

一、生长发育规律

1. 生长发育是连续的、有阶段性的过程。**出生后第 1 年和青春期是两个生长高峰**。

2. 各个器官系统发育不平衡。**神经系统最早，生殖系统最晚**，淋巴系统于青春期前达到高峰然后降至成人水平，其他系统与体格生长同步。

3. 生长发育的一般规律。

（1）**由上到下**：先抬头、抬胸、坐、立、行。

（2）**由近到远**：运动从臂到手、从腿到脚。

（3）**由粗到细**：抓握到拾取。

（4）**由简单到复杂**：从画直线到画圆圈。

（5）**由低级到高级**：从视听感觉到思维记忆。

4. 生长发育的个体差异，受到遗传、性别、环境、营养、内分泌、疾病的影响。

二、各系统发育情况

（一）体格发育

1. 体重和身高 体重为各器官、系统、体液的总重量。身高指头部、脊柱与下肢长度的总和。

正常儿童体重、身高估计公式

年龄	体重(kg)	年龄	身长(高)(cm)
出生	3.25	出生	50
3~12月龄	[年龄(月)+9]/2	3~12月龄	75
1~6岁	年龄(岁)×2+8	2~6岁	年龄(岁)×7+75
7~12岁	[年龄(岁)×7-5]/2	7~10岁	年龄(岁)×6+80

2. 头围

(1) 经眉弓上缘、枕骨结节左右对称环绕头一周的长度，**出生时平均33~34cm**。

(2) 与体重、身长增长相似，第1年前3个月头围的增长约等于后9个月头围的增长值，均为6cm。

(3) 1岁时头围46cm，2岁时48cm。

3. 胸围

(1) 平乳头下缘经肩胛角下缘平绕胸一周为胸围。

(2) 1岁到青春期前，胸围约为头围+年龄-1（cm）。

4. 上臂围的增长

(1) 经肩峰与鹰嘴连线中点绕臂一周即为上臂围。

(2) 可用测量左上臂围来筛查**1~5岁小儿的营养状况**：>13.5cm为营养良好，12.5~13.5cm为营养中等，<12.5cm为营养不良。

5. 皮下脂肪 通过测量皮脂厚度反映皮下脂肪。常用的测量部位有：①腹壁皮下脂肪，②背部皮下脂肪。

6. 身体比例与匀称性

(1) 头与身长比例：头长占身长（高）的比例在新生儿为1/4，到成人后为1/8。

(2) 体型匀称：常用指标**BMI**等。

(3) 身材匀称：以坐高（顶臀长）与身高（长）的比例表

示，反映下肢的生长情况。

（4）指距与身高：正常时，指距略小于身高。

（二）骨的发育

1. 颅骨

（1）后囟约 6～8 周闭合，前囟出生时约 1～2cm，最迟约 2 岁闭合。

（2）闭合过早可能是小头畸形，甲状腺功能减退时前囟闭合延迟，颅内压增高时前囟饱满。

（3）前囟大小以两个对边中点连线的长短表示。

2. 脊柱 反映脊椎骨的发育。

（1）新生儿：脊椎呈轻微后凸。

（2）3 个月：抬头动作导致颈椎前凸。

（3）6 个月：独坐导致胸椎后凸。

（4）1 岁：站立行走导致腰椎前凸。

3. 长骨

（1）长骨干骺端的骨化中心按一定的顺序和部位有规律地出现，当骨骺与骨干融合时，标志长骨停止生长。

（2）1～9 岁腕部骨化中心的数目 = 年龄 +1，10 岁时出全，共 10 个骨化中心。

4. 牙齿 乳牙 20 个，4～10 月出，13 月未萌出可诊断萌出延迟。恒牙 28～32 个。

（三）中枢神经系统

1. 新生儿脑重已达成人脑重的 25% 左右。

2. 脑重的增加主要是神经细胞的体积增大和树突的增多，以及神经髓鞘的形成和发育。

部分年龄段生长发育的情况

	3月	7月	1岁	2岁
头围	40cm	—	46cm	48cm
大动作	竖头	独坐、翻身	独走	双脚跳，脚离地
精细运动	用手摸东西仰卧位变侧卧	大把抓换手	拇食拾取用杯喝水	自己吃饭
语言	咿呀发音只有元音	无意识复音	会说单字指出物体	主谓成分2~3个字的句子
社会适应力	注视	听懂自己名字	再见、欢迎	表达喜怒

总结：三抬四翻六会坐，七滚八爬周会走。

小结速览

生长发育
- 小儿生长发育规律
  - 上到下
  - 近到远
  - 粗到细
  - 低级到高级
  - 简单到复杂
- 体格生长指标
  - 体重
    - 出生：3.25kg
    - 3~12月龄：[年龄（月）+9] /2
    - 1~6岁：年龄（岁）×2 +8
  - 身长
    - 出生：50cm
    - 2~6岁：年龄（岁）×7 +75
  - 头围：出生33~34cm，1岁46cm，2岁48cm
- 骨的发育
  - 囟门闭合时间（2岁和2个月）
    - 前囟：最迟2岁
    - 后囟：6~8周（2个月）
  - 腕部骨化中心的数目
    - 1~9岁腕部骨化中心的数目 =年龄+1
    - 10岁有10个

第三章 儿童保健

1. 计划免疫是根据小儿的免疫特点和传染病发生的情况而制定的免疫程序，通过有计划地使用生物制品进行预防接种，以提高人群的免疫水平，达到控制和消灭传染病的目的。

2. 我国卫健委规定，婴儿必须在 **1 岁内**完成卡介苗、脊髓灰质炎三价混合疫苗、百日咳、白喉、破伤风类毒素混合制剂、麻疹减毒疫苗及乙型肝炎疫苗接种的基础免疫。

3. 预防接种可能引起的不良反应。

（1）卡介苗接种后 2 周左右局部可出现红肿浸润，8～12 周后结痂。若化脓形成小溃疡，腋下淋巴结肿大，可局部处理以防感染扩散，但不可切开引流。

（2）脊髓灰质炎三价混合疫苗接种后有极少数婴儿发生腹泻，但多数可以不治而愈。

（3）百日咳、白喉、破伤风类毒素混合制剂接种后局部可出现红肿、疼痛或伴低热、疲倦等，偶见过敏性皮疹、血管性水肿。若全身反应严重，应及时到医院诊治。

（4）麻疹疫苗接种后，局部一般无反应，少数人可在 6～10 日内出现轻微的麻疹，对症治疗即可。

（5）乙型肝炎病毒疫苗接种后很少有不良反应。个别人可有发热或局部轻痛，不必处理。

儿童计划免疫程序

年龄	接种疫苗		
出生	卡介苗		乙肝疫苗
1 个月			乙肝疫苗
2 个月	脊髓灰质炎三价混合疫苗		
3 个月	脊髓灰质炎三价混合疫苗	百白破混合制剂	
4 个月	脊髓灰质炎三价混合疫苗	百白破混合制剂	
5 个月		百白破混合制剂	
6 个月			乙肝疫苗
8 个月	麻疹疫苗		
1.5 ~ 2 岁		百白破混合制剂复种	
4 岁	脊髓灰质炎三价混合疫苗复种		
6 岁	麻疹疫苗复种	百白破混合制剂复种	

第四章　儿科疾病诊治原则

一、病史采集和记录

儿科病历书写与内科病历的原则基本相同，特别注意以下几点。

1. 年龄　采用实际年龄。新生儿以天数计算；婴儿以月龄计算；1 岁以上记录几岁几个月。

2. 新生儿和婴儿病历　记录母亲妊娠时的健康情况，出生时、出生后的情况。记录与疾病诊断有关的详细情况，包括母亲饮食和日照时间等。

3. 注意并记录体格生长发育和智力发育的情况，如会坐、会站、会走、会说话的时间（年龄、月龄）等。

4. 新生儿和婴幼儿要询问营养和喂养情况，包括喂养量、喂养次数（间隔时间）、呕吐、大便情况（次数、颜色和性状）。

5. 传染病接触史中除了要了解肝炎、结核等常见传染病外，还要了解儿科常见传染病的患病情况和接触史及预防接种情况，如麻疹、水痘、腮腺炎、猩红热等，特别是在集体机构生活的儿童，如幼儿园、学校等。新生儿要了解母亲妊娠期的传染病接触史和患病史。

6. 要了解家庭环境和家庭生活习惯，如家庭居住环境、偏食、遗尿等习惯，父母是否近亲结婚等。

7. 学龄前儿童既往史 要求询问详细的传染病患病史和预防接种史。

8. 个人史 内容包括母亲妊娠史、分娩史、新生儿期病史、喂养史和详细生长发育史。

9. 家族史 包括父母年龄及健康状况、母亲有否不良孕产史、兄弟姐妹健康状况、家族遗传病史、抚养人健康状况（如保姆等）。

二、体格检查特点

（一）注意事项

1. 儿童体格检查前使用语言交流来争取儿童的合作，婴儿则应用表情交流争取在放松状态下的合作。争取家长的合作。

2. 检查前两手要温暖，避免婴儿受寒冷刺激后的哭闹。对新生儿强调检查前洗手，以避免交叉感染。听诊器应温暖，婴儿胸壁较薄，室温较低时可隔一层薄衣听诊，避免刺激后的哭闹。

3. 要注意检查环境的室温、光线和检查过程中的保暖措施。

4. 医师的心理准备。如果患儿不合作，可采取一些措施，不可操之过急。

（二）体位和顺序

1. 体位不作硬性规定，以检查者需要检查的部位能得到正确检查结果，又能取得患儿合作为准。

2. 检查顺序灵活，婴儿在安静时可先做心脏听诊和腹部触诊；肺部听诊可先从背部开始，有时可利用婴儿哭啼听诊深呼吸时啰音和触及震颤。腹部触诊应注意用语言或表情与患儿交流，使其尽可能放松；同时要注意患儿表情，了解患儿的感觉。

3. 咽部检查容易刺激患儿哭闹，应放在最后进行，检查时需要固定好患儿头部，在压舌板按压舌部的瞬间，观察到整个咽部，避免重复检查。

（三）检查内容

儿科体格检查包括内科体格检查的所有内容，同时还要注意儿科特点。

1. 一般状况 生长、发育、营养状况、精神状态、语言、智力发育、神情等。

2. 一般测量 包括体温、呼吸、脉搏、血压，还有身长、体重、头围、胸围等。

（1）体温：腋下测温法最常用，将消毒的体温表水银头放在小儿腋窝中，将上臂紧压腋窝，保持至少5分钟，36～37℃为正常。

（2）呼吸、脉搏：应在小儿安静时进行。

各年龄小儿呼吸、脉搏（次/分）

年龄	呼吸	脉搏	呼吸∶脉搏
新生儿	40～45	120～140	1∶3
<1岁	30～40	110～130	1∶3～1∶4
1～3岁	25～30	100～120	1∶3～1∶4
4～7岁	20～25	80～100	1∶4
8～14岁	18～20	70～90	1∶4

（3）血压

①不同年龄儿童的血压测量应用相适应的袖带（宽度为上臂长1/2～2/3），过宽过窄均可影响测量结果。

②小儿血压的正常值：收缩压（mmHg）= 80 +（年龄 × 2），舒张压应该为收缩压的 2/3。

3. 头部

（1）头颅：大小、形状、头围、前囟、颅缝、颅骨软化、血肿等。

（2）面部：有无特殊面容，眼距宽窄等。

（3）眼部检查要注意有无眼睑水肿、眼球突出、眼分泌物、对光反射等。

（4）耳部检查要注意有无分泌物、局部红肿等。

（5）口腔检查要注意牙齿数目、龋齿、口腔黏膜鹅口疮、Koplik's 斑、扁桃体有无肿大、咽后壁有无脓肿。

4. 颈部　有无斜颈、甲状腺有无肿大、颈静脉充盈等。

5. 胸部

（1）胸廓：有无鸡胸、佝偻病体征（肋缘外翻、肋骨串珠、肋膈沟等）、两侧是否对称等。

（2）肺

①视：呼吸频率、节律，有无呼吸困难。吸气性呼吸困难时可出现吸气性凹陷，即锁骨上窝、胸骨上窝、肋间隙和剑突下在吸气时向内凹陷；呼气性呼吸困难时可出现呼气延长。

②触：可利用啼哭或说话时进行。

③叩：小儿胸壁薄，故叩诊时用力要轻或可用直接叩诊法。

④听：正常小儿呼吸音较成人响，呈支气管肺泡呼吸音。

（3）心

①视：观察心前区是否隆起，心尖搏动强弱和范围，正常在 $2 \sim 3 cm^2$ 之内。

②触：查心尖搏动的位置及有无震颤。

③叩：叩诊心界时用力要轻才易分辨清、浊音界线，3 岁以内婴幼儿一般只叩心脏左右界。

④听：小婴儿 $S_1 = S_2$；随年龄的增长，心尖部 $S_1 > S_2$，而心底部 $S_2 > S_1$。

6. 腹部

（1）视：有无胃肠蠕动波，脐部有无分泌物、出血等。

（2）触：正常婴幼儿肝脏可在**肋缘下 1～2cm** 处扪及，柔软无压痛。6～7 岁后在肋下不可触及。

（3）叩：呈鼓音。

（4）听：有无肠鸣音亢进、血管杂音等。

7. 脊柱和四肢　有无畸形、躯干与四肢的比例和佝偻病的体征等。

8. 会阴、肛门和外生殖器　有无畸形（先天性无肛）、肛裂；女孩有无阴道分泌物，男孩有无隐睾、腹股沟疝等。

9. 神经系统检查

（1）一般检查：神态、面部表情、反应灵敏度等。

（2）神经反射：新生儿生理反射（如吸吮、握持、拥抱反射）是否存在，浅反射（如腹壁、提睾反射）在新生儿和小婴儿一般不能引出。Babinski 征在新生儿和婴儿期是生理反射。

（3）脑膜刺激征：如颈部有无抵抗、Kernig 征、Brudzinski 征是否阳性。

三、儿科疾病治疗原则

（一）饮食治疗原则

1. 乳品

（1）配方奶：新生儿、早产儿食用。

（2）脱脂奶：只供腹泻时或消化功能差者短期食用。

（3）酸奶：供腹泻及消化力弱的病儿食用。

（4）豆奶：适用于乳糖不耐受和牛乳过敏的小儿。

（5）无乳糖奶粉：长期腹泻、有乳糖不耐的婴儿。

（6）低苯丙氨酸奶粉：用于确诊为苯丙酮尿症的婴儿。

（7）氨基酸配方奶或深度水解奶：用于牛奶蛋白过敏等。

2. 一般膳食 ①普通膳食；②软食；③半流质饮食；④流质饮食。

3. 特殊膳食

特殊膳食	特点
少渣饮食	纤维素含量少，易消化
无盐饮食及少盐饮食	无盐饮食指每日食物中含盐量在 3g 以下，烹调膳食不加食盐；少盐饮食指每天额外供给 1g 氯化钠
贫血饮食	每日增加含铁食物
高蛋白膳食	一日三餐中添加富含蛋白质食物
低蛋白饮食	减少蛋白质含量，以糖类补充热量
低脂肪饮食	膳食中不用或禁用油脂、肥肉等
低热能饮食	减少脂肪和糖类的含量，又要保证蛋白质和维生素的需要
代谢病专用饮食	不含乳糖食物用于半乳糖血症的患儿，低苯丙氨酸奶用于苯丙酮尿症患儿

4. 检查前饮食

（1）潜血膳食：连续 3 天食用不含肉类、动物肝脏、血和绿叶蔬菜等的饮食，用于消化道出血的检查。

（2）胆囊造影膳食：用高蛋白、高脂肪膳食等使胆囊排空，以检查胆囊和胆管功能。

（3）干膳食：食用米饭、馒头等含水分少的食物，以利于尿浓缩功能试验和 12 小时尿细胞计数等检查。

5. 禁食 因消化道出血或术后等原因不能进食的小儿，应注意静脉供给热量，并注意水、电解质平衡。

6. 肠内营养支持 主要用于经口进食不能满足能量和营养需求，而又保留胃肠道功能的患儿。

7. 肠外营养支持 用于经口进食或肠内营养不能提供足够营养的患儿，可预防和纠正营养不良、维持正常的生长发育。

（二）药物治疗原则

药物剂量计算

1. **按体重计算**：最常用。

每日（次）剂量 = 病儿体重（kg）×每日（次）每千克体重所需药量

2. **按体表面积计算**

（1）**体重≤30kg**：小儿的体表面积（m²）= 体重（kg）×0.035 + 0.1；

（2）**体重>30kg**：小儿的体表面积（m²）=［体重（kg）-30］×0.02 + 1.05。

3. **按年龄计算**：剂量幅度大、不需十分精确地药物，如营养类药物等可按照年龄计算。

4. **从成人剂量折算**：仅用于未提供小儿剂量的药物。

小儿剂量 = 成人剂量×小儿体重（kg）/50

四、小儿液体平衡的特点

（一）体液的总量及分布

1. 体液成分除新生儿外基本同成人。

2. 血浆和细胞内液占体重的比例小儿和成人差别不大，主要的区别是小儿间质液占体重的比例大，导致总体液量占体重的比例大，间质液最容易发生交换，此部分体液比例越大，越容易受到影响。

（二）体液的电解质组成

细胞内液阳离子以 K^+、Ca^{2+}、Mg^{2+} 和 Na^+ 为主。阴离子以蛋白质、HCO_3^- 和 Cl^- 等离子为主。

（三）小儿水的代谢特点

1. 儿童水的需要量大，交换率快。

2. 小儿排泄水的速度较成人快，婴儿每日水的交换量为细胞外液量的 1/2，而成人仅为 1/7。

3. 水平衡的调节

（1）肾脏浓缩功能差（小儿排出相同的溶质需要更多的水）；肾小球滤过率低，排泄慢（大量喝水不能马上排出，容易水肿和低钠血症）。

（2）年龄愈小，肾脏排钠、排酸、产氨能力也愈差，因而也容易发生高钠血症和酸中毒。

五、水与电解质平衡失调

（一）脱水

因水分丢失过多或摄入不足，使体液总量尤其是细胞外液量减少。

1. 脱水的程度 以丢失液体量占体重的百分比来表示。

指标	轻度（体重的3%~5%）	中度（体重的5%~10%）	重度（>体重的10%）
心率增快	无	有	有
脉搏	可触及	可触及（减弱）	明显减弱
血压	正常	体位性低血压	低血压
皮肤灌注	正常	正常	减少,出现花纹
皮肤弹性	正常	轻度降低	降低

续表

指标	轻度（体重的 3%~5%）	中度（体重的 5%~10%）	重度（>体重的 10%）
前囟	正常	轻度凹陷	凹陷
黏膜	湿润	干燥	非常干燥
眼泪	有	有或无	无
呼吸	正常	深，也可快	深和快
尿量	正常	少尿	无尿或严重少尿

2. 各型脱水的特点

指标	低渗性脱水	等渗性脱水	高渗性脱水
血钠	<130mmol/L	130~150mmol/L	>150mmol/L
精神	极度萎靡	萎靡、烦躁	兴奋、激惹、昏迷
口渴	早期不明显	一般	早期、烦渴（呛水）
尿量	早期不减少	减少	早期明显减少
皮肤	湿冷、弹性极差	干燥、弹性差	干燥、弹性正常
循环	衰竭出现早、严重	重症有衰竭	一般不衰竭

（1）低渗性脱水：细胞外液低渗，向细胞内转移，细胞水肿，循环衰竭明显（低血压甚至休克），间质缺水明显。

（2）高渗性脱水：细胞外液高渗，向细胞外转移，细胞脱水，循环衰竭不明显、间质缺水不明显。

（二）钾代谢异常

1. 低钾血症

（1）血清 K^+ <3.5mmol/L。

（2）脱水酸中毒时血钾相对不低。血液浓缩、细胞内钾外流、无尿时无排泄、无糖原合成消耗减少，所以不能先补钾，先补液，见尿补钾。

（3）治疗：补钾。一般每天可给钾 **3mmol/kg**，输注速度应小于每小时 0.3mmol/kg，浓度小于 40mmol/L（0.3%）。

2. 高钾血症

（1）血清 K^+ ≥5.5mmol/L。

（2）主要表现为：①心电图异常与心律失常，高血钾症时心率减慢而不规则，可出现室性期前收缩和心室颤动，甚至心搏停止；②神经、肌肉症状：高血钾症时患儿精神萎靡、嗜睡、手足感觉异常、腱反射减弱或消失，严重者出现迟缓性瘫痪、尿潴留甚至呼吸麻痹。

（3）治疗的基本目标：①防止致死性心律失常；②去除体内过多的钾。

（三）代谢性酸中毒

1. 产生原因

（1）细胞外液酸的产生过多：酮症酸中毒，肾衰竭时磷酸、硫酸及组织低氧时产生的乳酸增多。

（2）细胞外液碳酸氢盐的丢失：常发生于腹泻、小肠瘘管的引流等。

2. 表现

（1）轻度：无明显症状。

（2）中度：呼吸深大、呕吐、烦躁、昏睡。

（3）重度：心率减慢、低血压、心力衰竭、死亡。

3. 治疗

（1）积极治疗缺氧、组织低灌注、腹泻等原发疾病。

（2）采用碳酸氢钠或乳酸钠等碱性药物增加碱储备、中和 H^+。

（3）一般主张当 pH＜7.30 时用碱性药物。

六、液体疗法

（一）口服补液盐

1. 用于预防脱水及轻、中度脱水无严重呕吐者。

2. 当患儿极度疲劳、昏迷或昏睡、腹胀者不适宜用 ORS。

（二）静脉补液

1. 适应对象　中度以上脱水、吐泻重或腹胀。

2. 补液原则　先快后慢、先浓后淡、先盐后糖（糖的张力由于氧化而维持不住）、见尿补钾、见痉补钙。

3. 补液量　生理需要量、累计损失量、继续丢失量。

（1）生理需要量：涉及热量、水和电解质。

生理需要量的四种计算方法

名称	方法		
体表面积法	1500ml/BSA（m²）/d		
100/50/20法		体重	液体量
		0~10	100ml/（kg·d）
		11~20	1000ml + 超过10kg体重数 × 50ml/（kg·d）
		>20	1500ml + 超过20kg体重数 × 20ml/（kg·d）
4/2/1法		体重	液体量
		0~10	4ml/（kg·h）
		11~20	40ml/h + 超过10kg体重数 ×2ml/h
		>20	1500ml/h + 超过20kg体重数 ×1ml/h
不显性失水 + 测量损失法	400~600ml/（m²·d）+尿量（ml）+其他测到的损失量（ml）		

（2）补充累计损失量

①轻度脱水 30～50ml/kg（体重）；中度为 50～100ml/kg；重度为 100～120ml/kg。

②低渗性脱水补 2/3 张含钠液；等渗性补 1/2 张；高渗性补 1/3～1/5 张。

（3）补充继续丢失量：腹泻、呕吐、胃肠引流等损失大多持续存在，需根据实际损失量用类似溶液补充。

小结速览

儿科疾病
诊治原则
- 病历—年龄、营养和喂养、传染病接触史等
- 体格检查—争取配合，检查的体位、顺序和内容
- 儿科疾病治疗原则—饮食、药物治疗
- 小儿液体平衡的特点—小儿间质液占体重比例大、肾脏浓缩功能差等
- 水与电解质平衡失调—脱水、代谢性酸中毒、低钾血症
- 液体疗法—口服及静脉补液

第五章 营养和营养障碍性疾病

- ● **重点** 营养不良的表现及并发症；维生素 D 缺乏性佝偻病的治疗。
- ○ **难点** 婴儿喂养及辅食添加原则；维生素 D 缺乏性佝偻病的发病机制。
- ★ **考点** 维生素 D 缺乏性佝偻病的表现；维生素 D 缺乏性手足搐搦症的治疗。

第一节 儿童营养基础

一、膳食营养素参考摄入量

平均需要量（EAR）	满足群体中 50% 个体的需要
推荐摄入量（RNI）	满足某一特定性别、年龄及生理状况群体中绝大多数（97% ~ 98%）个体对某种营养素需要量的摄入水平
适宜摄入量（AI）	通过观察或实验获得的健康人群某种营养素的摄入量来设定
可耐受最高摄入量	平均每日可以摄入该营养素的最高量

二、儿童能量代谢

1. 基础代谢率 小儿基础代谢的能量需要量较成人高，随年龄增长逐渐减少。

2. 食物特殊动力作用 蛋白质多，占总能量的 7%～8%。

3. 活动消耗 所需能量个体波动大，随年龄增长而增加。

4. 排泄消耗 正常未经消化吸收食物的损失约占总能量的 10%。

5. 生长所需 与儿童生长速度成正比，随年龄增长逐渐减少。

第二节 婴儿喂养

一、人乳的特点

1. 营养丰富

（1）酪蛋白与乳清蛋白的比例为 1:4，易被消化吸收。

（2）乙型乳糖多，利于脑发育及小肠钙吸收，促进肠蠕动。

（3）不饱和脂肪酸多，利于脑发育。

（4）钙磷比例合适（2:1），钙吸收好；人乳和牛奶铁含量相似，但人乳铁吸收率高于牛奶。

2. 生物作用

（1）**缓冲力小**：人乳 pH 为 3.6，不影响胃液酸度，有利酶发挥作用。

（2）含不可替代的免疫成分（营养性被动免疫）：初乳含丰富的 SIgA，保护消化道黏膜。

（3）含大量免疫活性细胞和乳铁蛋白，初乳中更多。

（4）还含有溶菌酶、补体、双歧因子等。

二、人乳的成分变化

1. 各期人乳成分 初乳为孕后期与分娩 4～5 日以内的乳

汁；5～14 日为过渡乳；14 日以后的为成熟乳。

2. 哺乳过程的乳汁成分变化

（1）第一部分：分泌的乳汁脂肪低而蛋白质高。

（2）第二部分：乳汁脂肪含量逐渐增加而蛋白质含量逐渐降低。

（3）第三部分：乳汁中脂肪含量最高。

3. 乳量　成熟乳量可达 700～1000ml。

三、良好的母乳喂养方法

1. 产前准备　孕期体重增加适当（12～14kg）。

2. 乳头保健　妊娠后期每日用清水擦洗乳头。

3. 尽早开奶、按需哺乳　主张越早开奶越好（产后 15 分钟～2 小时内），吸吮是促进泌乳的关键。

4. 促进乳房分泌　吸乳前热敷乳房，促进乳房血液循环。

5. 正确的喂哺技巧　最适当的哺乳姿势。

四、添加辅助食品的原则

从少到多；从一种到多种；从细到粗；从软到硬；注意进食技巧的培养。

第三节　幼儿营养

一、营养特点

1. 体格生长速度减慢，但仍处于快速生长发育的时期，且活动量加大，仍需保证充足的能量和优质蛋白质的摄入。

2. 咀嚼和胃肠消化吸收能力尚未健全，喂养不当易发生消化紊乱。

3. 心理上逐渐向个性化发展，自我喂哺的意识强烈，能逐渐自己使用杯子、汤匙进食，但容易出现与进食相关的逆反心理。

二、膳食安排及进食技能培养

1. 幼儿膳食中各种营养素和能量的摄入需满足该年龄阶段儿童的生理需要。蛋白质每日 40g 左右，其中优质蛋白（动物性蛋白质和豆类蛋白质）应占总蛋白的 1/2。

2. 蛋白质、脂肪和糖类产能之比为（10% ~ 15%）:（30% ~ 35%）:（50% ~ 60%）。幼儿进餐应有规律，包括定时、定点、适量进餐，每日 4 ~ 5 餐为宜，进餐时间 20 ~ 25 分/次为宜。

3. 培养儿童自我进食技能的发展，2 岁后应自我、自由进食。

第四节　学龄前儿童营养

一、营养特点

1. 生长发育平稳发展，但仍需充足营养素。

2. 功能性便秘、营养性缺铁性贫血、肥胖在该年龄时期发病率较高，应得到足够重视。

二、膳食建议

1. 谷类所含有的丰富碳水化合物为能量的主要来源；蛋白质每天 30 ~ 35g，蛋白质供能占总能量的 14% ~ 15%，并建议一半为动物性蛋白质；足量的乳制品、豆制品摄入以维持充足的钙营养。

2. 注意每天摄入适量的膳食纤维，全麦面包、麦片粥、蔬菜是膳食纤维的主要来源。少吃油煎、油炸食物，少喝高糖饮料，科学吃零食。

第五节　学龄儿童和青少年营养

一、营养特点

1. 多数学龄儿童体格仍维持稳步的增长，乳牙脱落，恒牙萌出，口腔咀嚼吞咽功能发育成熟，消化吸收能力基本达成人水平。

2. 青少年时期生长发育为第二高峰，总能量的 20% ~ 30% 用于生长发育。

二、膳食安排与营养知识教育

1. 学龄儿童、青少年膳食安排与成人相同，需保证足够的能量和蛋白质的摄入，主食宜选用可保留 B 族维生素的加工粗糙的谷类，据季节及供应情况做到食物种类多样性，搭配合理；提供含钙丰富的食物，如乳类和豆制品。

2. 教育学龄儿童、青少年有关预防营养性疾病的科普知识，使青少年学会选择有益健康的食物。

第六节　儿童营养状况评价

一、体格检查

除常规体格检查外，注意有关营养素缺乏体征。

二、体格生长评价

见第二章"生长发育"。

三、膳食调查

1. 膳食调查方法

（1）询问法：主要用于个人膳食调查，是目前应用最多的方法。

（2）称重法：多应用集体儿童膳食调查。

（3）记账法：多用于集体儿童膳食调查，以食物出入库的量计算。

（4）即时性图像法：适宜个体儿童的膳食调查。

2. 膳食评价

（1）营养素摄入量与 DRIs 比较，达到 EAR 有两种含义。

①对个体而言，表示满足身体需要的可能性是 50%，缺乏的可能性也是 50%；对群体而言，这一摄入水平能够满足该群体中 50% 个体的需要，可能另外 50% 的个体达不到该营养素的需要。

②评价能量摄入以 EAR 为参考值，评价蛋白质和其他营养素摄入以 RN 或 A 为参考值；优质蛋白应占膳食中蛋白质总量的 1/2 以上。

（2）宏量营养素供能比例：2 岁儿童膳食中宏量营养素比例应适当，即蛋白质产能应占总能量的 0%~15%，7 岁以上脂类占总能量的 25%~30%，糖类占总能量的 50%~60%。

（3）膳食能量分布：早餐供能应占一日总能量的 25%~30%，中餐应占总能量的 35%~45%，点心占总能量的 10%，晚餐应占总能量的 25%~30%。

四、实验室检查

实验室检查在营养素缺乏中变化最敏感，可用于早期缺乏的诊断。

第七节 蛋白质 – 能量营养不良

一、概述

蛋白质 – 能量营养不良是由于各种原因导致能量和（或）蛋白质缺乏的一种营养缺乏症。主要见于 3 岁以下婴幼儿。分为**消瘦型**（由于热能严重不足引起）、**水肿型**（由于严重蛋白质缺乏引起）和**混合型**（临床表现介于两者之间）。

二、病因

1. 原发性 食物中蛋白质和能量摄入不能满足机体生理需要量和生长发育。喂养不当为主要原因。

2. 继发性 疾病因素，如消化吸收障碍、长期发热、慢性消耗性疾病等。

三、病理生理

1. 新陈代谢失调

（1）糖代谢：常出现血糖偏低。

（2）脂肪代谢：脂肪的消耗超过肝的代谢能力，大量甘油三酯在肝细胞内聚集可导致肝脂肪浸润和变性。

（3）蛋白代谢：当血清总蛋白 < 40g/L、白蛋白 < 20g/L，发生低蛋白性水肿。

（4）水盐代谢：细胞外液容量增加，易出现低渗性脱水、酸中毒、低血钾、低血钙等。

（5）体温调节能力下降。

2. 组织器官功能低下

（1）消化系统：易发生腹泻。

（2）循环系统：引起心搏出量减少，血压偏低，脉搏细弱。

（3）泌尿系统：尿浓缩能力降低，尿量增加和比重减低。

（4）神经系统：精神抑制与烦躁不安交替出现。

（5）免疫功能：营养不良儿的非特异性及特异性免疫功能均低下，易并发各种感染。

四、临床表现

我国儿童以消瘦型多见。首先出现的表现是体重不增或降低、活动减少、精神较差。脂肪（最早是腹部，然后躯干、臀部、四肢，最后是面部）和肌肉减少消失。皮肤苍白多褶皱、弹性消失。对外界刺激反应淡漠、心率缓慢、心音低钝、呼吸浅表、肌张力低下。血浆白蛋白明显下降出现凹陷性水肿，严重时感染形成溃疡。

五、并发症

1. 营养性贫血　以小细胞低色素性贫血最常见。

2. 各种维生素缺乏　维生素 A 缺乏最常见。

3. 感染　免疫功能全面低下，易患各种感染。

4. 自发性低血糖

六、实验室检查

1. 早期往往缺乏特异、敏感的诊断指标。

2. 血浆白蛋白浓度降低为其特征性改变，但其半衰期较长而不够灵敏。

3. 前白蛋白和视黄醇结合蛋白较敏感，胰岛素样生长因子1（IGF-1）不受肝功能影响，被认为是早期诊断灵敏可靠的指标。

七、诊断

分型	意义	分度	
体重低下	反应急性或慢性营养不良	轻度：	体重＜同年龄、同性别参照人群值的均值-2SD
		中度：	体重＜均值-2SD~3SD
		重度：	体重＜均值-3SD
消瘦	反应近期、急性营养不良	轻度：	体重＜同性别、同身高（长）参照人群值的均值-2SD
		中度：	体重＜均值-2SD~3SD
		重度：	体重＜均值-3SD
生长迟缓	反应慢性长期营养不良	轻度：	身高（长）＜同年龄、同性别参照人群值的均值-2SD
		中度：	身高（长）＜均值-2SD~3SD
		重度：	身高（长）＜均值-3SD

八、治疗

1. 一般治疗

（1）去除病因、治疗原发病；大力提倡母乳喂养，及时添加辅食，控制感染性疾病，根治各种消耗性疾病等。

（2）调整饮食、补充营养

①轻中度营养不良：热量从 60~80kcal/kg、蛋白质从每日 3g/kg 开始，逐渐增至每日热量 150kcal/kg、蛋白质 3.5~4.5g/kg。

②重度营养不良：热量从 40~60kcal/kg、蛋白质从每日 1.5~2g/kg、脂肪从每日 1g/kg 开始，逐渐增加能量供应至满足追赶

生长需要时，可达 150~170kcal/kg，蛋白质 3.0~4.5g/kg。

③体重接近正常后再逐渐恢复到生理需要量。

2. 药物治疗

（1）给予各种消化酶（胃蛋白酶、胰酶等）助消化。

（2）口服维生素、微量元素，必要时肌注或静滴。

（3）血锌低者补充锌剂，可促食欲、改善代谢。

（4）必要时可肌内注射苯丙酸诺龙，促进蛋白质的合成、增进食欲。

（5）对进食极少或拒绝进食者，可应用普通胰岛素，具有促进食欲的作用。

3. 其他治疗 针灸、推拿、对症治疗、加强护理等。

第八节 儿童单纯性肥胖

一、概述

儿童单纯性肥胖是由于长期能量摄入超过人体的消耗，使体内脂肪过度积聚、体重超过参考值范围的一种营养障碍性疾病。

二、病因

能量摄入过多、活动量过少、遗传因素等。

三、诊断

1. 当儿童的 BMI 在同性别、同年龄段参考值的 P_{85}~P_{95} 为超重，>P_{95} 为肥胖。

2. 当身高（长）的体重在同性别、同年龄段的 P_{85}~P_{97} 为超重，>P_{97} 为肥胖。

第九节　维生素营养障碍

一、维生素 A 缺乏症

临床型维生素 A 缺乏表现为经典的皮肤角化过度和干眼症；可疑和亚临床维生素 A 缺乏无特异表现，主要与反复呼吸道感染、腹泻和贫血等广泛影响有关，增加婴幼儿发病率和死亡率。

（一）病因

1. 原发性因素　维生素 A 缺乏在 5 岁以下儿童的发生率远高于成人。

2. 消化吸收　维生素 A 为脂溶性维生素，与胡萝卜素在小肠的消化吸收都依靠胆盐的帮助。

3. 储存利用　任何影响肝脏功能的疾病都会影响维生素 A 在体内的储存，造成维生素 A 缺乏。

（二）临床表现

1. 眼部表现　是维生素 A 缺乏症经典的或最早被认识到的表现。

2. 皮肤表现　开始时皮肤干燥、易脱屑，有痒感，渐至上皮角化增生，汗液减少，角化物充塞毛囊形成毛囊丘疹。

3. 生长发育障碍　严重者身高落后，牙齿釉质易剥落，失去光泽，易发生龋齿。

4. 易感性增高　主要表现为反复呼吸道和消化道感染，且易迁延不愈，增加疾病发病率和死亡率，尤其是 6 个月以上和 2 岁以下儿童。

5. 贫血　出现类似于缺铁性贫血的小细胞低色素贫血。

（三）诊断

1. 临床诊断　长期动物性食物摄入不足，有各种消化道疾病或慢性消耗性疾病史、急性传染病史等情况下应高度警惕维生素 A 缺乏症。

2. 实验室诊断

（1）血浆视黄醇：视黄醇是血浆维生素 A 的主要形式，是维生素 A 缺乏分型的重要依据，血浆维生素 A 低于 $0.7\mu mol/L$ 诊断为维生素 A 缺乏。

（2）相对剂量反应试验：结果更敏感、可靠。

（四）治疗

1. 调整饮食、去除病因　提供富含维生素 A 的动物性食物或含胡萝卜素较多的深色蔬菜。

2. 维生素 A 制剂治疗

常规与年龄相适宜的预防与治疗性维生素 A 大剂量补充建议

年龄	治疗性	预防性	频率
<6 月龄	50 000IU	50 000IU	在 10、14 和 16 周龄接种及脊髓灰质炎疫苗接种时
6～11 月龄	100 000IU	100 000IU	每 4～6 个月一次
>1 岁	200 000IU	200 000IU	每 4～6 个月一次
妇女	200 000IU	400 000IU	产后 6 周内

3. 眼局部治疗　为预防结膜和角膜发生继发感染，可采用抗生素眼药水或眼膏治疗，每日 3～4 次，可减轻结膜和角膜干燥不适。

二、营养性维生素 D 缺乏

（一）维生素 D 缺乏性佝偻病

1. 概述　儿童体内维生素 D（VD）不足导致钙和磷代谢紊乱、生长着的长骨干骺端生长板和骨基质矿化不全而导致骨骼病变。

2. 婴幼儿维生素 D 的来源

（1）母体 – 胎儿的转运：胎儿可通过胎盘从母体获得维生素 D，早期新生儿体内维生素 D 的量与母体维生素 D 的营养情况及胎龄有关。

（2）食物来源：天然食物及母乳含维生素 D 少，米粉和配方奶粉含量多。

（3）皮肤的光照合成：7 – 脱氢胆固醇（皮肤中）经过紫外线照射转化为胆骨化醇，为人体维生素 D 的主要来源。

3. 维生素 D 的转运

（1）VD_3 在肝中转化为 $25 – (OH)_2 – D_3$，然后在肾脏转化为 $1，25 – (OH)_2 – D_3$（主要的活性形式）。

（2）维生素 D 缺乏、甲状旁腺、钙磷缺乏、低血钙可以促进 $1，25 – (OH)_2 – D_3$ 的形成。

4. 钙磷代谢相关激素的作用

（1）维生素 D 的作用

①促进小肠黏膜对钙、磷的吸收。

②促进肾近曲小管对钙、磷的重吸收。

③促进旧骨溶解，促进成骨细胞增殖，利于骨盐沉积。

（2）甲状旁腺素的作用

①促进小肠吸收钙、磷；促进 $1，25 – (OH)_2 – D_3$ 合成增加。

②抑制肾近曲小管对磷的重吸收，促进对钙的重吸收。

③促进破骨细胞作用；抑制成骨细胞作用。

（3）降钙素的作用

①抑制小肠黏膜对钙、磷的吸收。

②抑制肾近曲小管对钙、磷的重吸收。

③抑制破骨细胞的形成，促进成骨细胞的作用。

5. 病因

（1）围生期维生素 D 不足：母亲妊娠后期维生素 D 营养不足。

（2）日光不足：不能隔着玻璃晒太阳、北方多于南方、冬春季多见。

（3）生长发育速度快，需要增加：早产儿、双胎宫内维生素 D 和钙积累不足，出生后的追赶生长。

（4）食物中补充维生素 D 不足。

（5）疾病：肝胆消化道疾病影响钙、磷的吸收，肝肾疾病影响活性维生素 D 的生成。苯巴比妥等抗惊厥药物诱导肝酶，加快维生素 D 的分解。

6. 发病机制

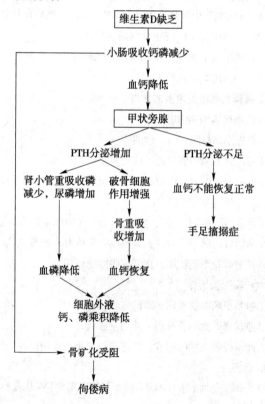

7. 临床表现

（1）初期（早期）

①多见于 6 个月以内，特别是 3 个月内小婴儿。

②症状和体征：神经系统兴奋性高，易激惹、枕秃、烦闹，汗多刺激头皮而摇头。

③实验室检查：血清 25 -（OH）- D_3 下降，PTH 升高，一过性血钙下降，血磷降低，碱性磷酸酶正常或稍高。

④X 线：正常或钙化带稍模糊。

（2）活跃期（激期）

1）症状和体征　表现部位与该年龄骨骼生长速度较快的部位相一致。

①头部：颅骨软化（3~6 月）、方颅（8~9 月）。

②胸部：肋骨串珠、肋膈沟、鸡胸、漏斗胸（1 岁左右）。

③四肢：手足镯（>6 个月）；O 形腿或 X 形腿（>1 岁）。

④脊柱：后弯侧弯（学坐后）。

2）实验室检查　血钙稍低、血磷明显降低、AKP 明显升高。

3）X 线　骨骺端钙化带消失，呈杯口状、毛刷状改变，骨骺软骨带增宽（>2mm），骨质疏松，骨皮质变薄。

（3）恢复期

①症状体征：减轻或接近消失。

②实验室检查：血钙、血磷数天内恢复正常，碱性磷酸酶 1~2 个月降至正常水平。

③X 线改变：长骨干骺端临时钙化带重现、增宽、密度增加，骨骺软骨盘增宽 <2mm。

（4）后遗症期　多见于 2 岁以后的儿童，残存骨骼畸形。

①症状和体征：一般无。

②X 线：干骺端病变消失。

项目	初期	激期	恢复期	后遗症期
发病年龄	3个月左右	>3个月	–	多>2岁
症状	非特异性神经精神症状	骨骼改变和运动功能发育迟缓	症状减轻或接近消失	症状消失
体征	枕秃	生长发育最快部位骨骼改变，肌肉松弛	一般无	一般无
血钙	正常或稍低	稍降低	数天内恢复正常	正常
血磷	降低	明显降低	同上	正常
AKP	升高或正常	明显升高	1~2个月后逐渐正常	正常
$25-(OH)-D_3$	下降	<12ng/ml（<30nmol/L），可诊断	数天内恢复正常	正常
骨X线	多正常	骨骺端钙化带消失，呈杯口状、毛刷状改变，骨骺软骨带增宽（>2mm），骨质疏松，骨皮质变薄	长骨干骺端临时钙化带重现、增宽、密度增加，骨骺软骨盆增宽<2mm	干骺端病变消失

8. 诊断　依据维生素 D 缺乏的病因、临床表现、血生化及骨骼 X 线检查（诊断的可靠指标）进行诊断。

9. 鉴别诊断

（1）与佝偻病体征的鉴别

①黏多糖病：多发性骨发育不全，如头大、头型异常、脊柱畸形、胸廓扁平等。主要依据骨的 X 线变化及尿中黏多糖测定诊断。

②软骨营养不良：据特殊体态（短肢型矮小）及骨骼 X 线诊断。

③脑积水：前囟饱满紧张，骨缝分离，颅骨叩诊有破壶声，严重时两眼呈落日状。头颅 B 超、CT 检查可作出诊断。

（2）与佝偻病体征相同但病因不同的鉴别

1）低血磷抗维生素 D 佝偻病（家族性低磷血症）

①肾脏重吸收磷有障碍，导致血磷显著降低，高尿磷。

②常规剂量维生素 D 无效。

2）远端肾小管酸中毒

①远端小管泌氢障碍，钙大量从尿中丢失，继发甲状旁腺亢进，骨质脱钙。

②代谢性酸中毒、高尿磷钙、低钾、碱性尿。

3）维生素 D 依赖性佝偻病

① Ⅰ 型：为肾脏 1 - 羟化酶缺陷，使 25 - （OH） - D_3 转变为 1, 25 - $(OH)_2$ - D_3 发生障碍。

② Ⅱ 型受体缺陷，血中 1, 25 - $(OH)_2$ - D_3 浓度增加。

③严重低钙、低磷，甲状旁腺代偿不全。

④骨骼改变严重，常规剂量的维生素 D 治疗无效。

4）肾性佝偻病　肾功能障碍导致低钙、高磷，甲状旁腺素继发增多，导致骨骼脱钙呈佝偻病改变。

5）肝性佝偻病　肝功能不良使 25 - （OH） - D_3 生成

障碍。

10. 治疗

（1）一般治疗：加强护理，合理饮食，<u>坚持经常晒太阳（6个月以下避免直晒）</u>。

（2）药物疗法：不主张采用大剂量维生素D。

①口服法：<u>每日2000~4000IU，连服1个月后，改为每日400~800IU</u>。

②突击法：<u>口服困难或腹泻等影响吸收时，采用大剂量突击疗法。初期维生素D 15万~30万 IU/次，肌注，一月后以每日400~800IU维持</u>。

（3）其他治疗：钙剂补充、微量元素补充、矫形治疗。

11. 预防

（1）胎儿期的预防

①孕妇多晒太阳。

②食用富含钙磷、维生素D及蛋白质的食物。

③防治妊娠并发症，对患有低钙血症或骨软化症的孕妇应积极治疗。

④于妊娠后3个月补充维生素D 800~1000IU/d，同时服用钙剂。

（2）0~18岁健康儿童的预防

①户外运动：1~2h/d。6个月以内婴儿避免阳光直晒。

②维生素D补充：从出生数天开始补充维生素D 400IU/d。

（3）早产儿的预防

①体重<1800~2000g，使用母乳强化剂或早产儿专用配方奶预防佝偻病。

②体重>1500g并可耐受全肠道喂养，经口补充维生素D 400IU/d，最大量1000IU/d，3个月改为400~800IU/d。

（二）维生素 D 缺乏性手足搐搦症

1. 病因 维生素 D 缺乏时，血钙下降而甲状旁腺不能代偿性分泌增加；血钙继续降低，当总血钙低于 $1.75 \sim 1.8$ mmol/L，或离子钙低于 1.0 mmol/L 时可引起神经 - 肌肉兴奋性增高，出现抽搐。

2. 临床表现

（1）典型症状：惊厥（无发热），手足搐搦，喉痉挛（呼吸困难、窒息）。

（2）面神经征：轻击颧弓和口角之间的面颊引起眼睑和口角抽动。

（3）腓反射：骤击膝下外侧腓神经可以起向外侧收缩。

（4）陶瑟征：血压计袖带包裹上臂加压 5 分钟（收缩压与舒张压之间），该手痉挛。

3. 诊断 突发无热惊厥，且反复发作，总血钙低于 1.75 mmol/L，离子钙低于 1.0 mmol/L。

4. 鉴别诊断

（1）其他无热惊厥性疾病

①低血糖症：血糖常低于 2.2 mmol/L，口服或静注葡萄糖立即恢复。

②低镁血症：常见新生儿或婴幼儿，血镁常 <0.58 mmol/L。

③婴儿痉挛症：癫痫的表现，惊厥时点头伴四肢屈曲、有智力障碍、脑电图异常。

④原发性甲状旁腺功能减退：间歇性惊厥或手足搐搦，血磷升高 >3.2 mmol/L，血钙下降 <1.75 mmol/L，碱性磷酸酶正常或稍低。

（2）中枢神经系统感染：发热、感染中毒症状，有颅内压增高体征及脑脊液改变。

（3）急性喉炎：声嘶伴犬吠样咳嗽及吸气困难，钙剂治疗无效。

5. 治疗

（1）急救处理：吸氧（保持气道通畅）、控制惊厥或喉痉挛（安定、水合氯醛）。

（2）钙剂：10% 葡萄糖酸钙 5～10ml 加入 10% 葡萄糖液 5～20ml 稀释后静脉缓慢注射或滴注，平稳后钙剂口服。

（3）维生素 D：急诊情况控制后，按维生素 D 缺乏性佝偻病给予 VD 治疗。

（三）维生素 D 中毒

1. 病因　一般小儿每日服用 2 万～5 万 IU，或每日 2000IU/kg，连续数周或数月即可发生中毒。敏感小儿每日 4000IU，连续 1～3 个月即可中毒。

2. 机制　过量维生素 D 导致持续性高血钙，钙盐沉积在全身各个组织的表现。

3. 临床表现　早期症状为厌食、烦躁不安、倦怠和体重下降，重者可有惊厥、脱水、酸中毒等。尿中出现蛋白质、红细胞、管型等改变，可发生慢性肾功能衰竭。

4. 诊断

（1）过量使用维生素 D 的病史。

（2）早期血钙升高 >3mmol/L、尿钙强阳性、尿蛋白阳性，严重时可出现管型。

（3）X 线可见长骨干骺端钙化带增宽（>1mm），骨干皮质增厚，重症可见大脑、心、肾、四肢有钙化灶。

（4）出现氮质血症、脱水和电解质紊乱。B 超示肾萎缩。

5. 治疗

（1）停服维生素 D。

（2）限制钙剂摄入和加速钙剂排泄（口服氢氧化铝或依地酸二钠）。

（3）口服泼尼松降低肠钙的吸收等。

第十节 微量元素缺乏

一、锌缺乏

锌是人体必需的微量元素之一，锌在体内的含量仅次于铁。锌与胎儿发育、儿童智力、生长发育、新陈代谢、组织修复均密切相关。锌缺乏是由于锌摄入不足或代谢障碍，导致体内锌缺乏，引起食欲减退、生长发育迟缓、皮炎和异食癖为临床表现的营养素缺乏性疾病。

1. 病因 包括锌摄入不足、吸收障碍、需要量增加及丢失过多。

2. 临床表现

（1）消化功能减退：发生食欲缺乏、厌食和异食癖。

（2）生长发育落后：表现为线性生长下降、生长迟缓、体格矮小、性发育延迟。

（3）免疫功能降低：导致 T 淋巴细胞功能损伤而容易发生感染。

（4）智能发育延迟：脑 DNA 和蛋白质合成障碍，脑内谷氨酸浓度降低，从而引起智能发育迟缓。

（5）其他：如脱发、皮炎、地图舌、夜盲等。

3. 实验室检查

（1）血清锌是比较可靠也被广泛采用的实验室指标，但缺乏敏感性。

（2）轻中度锌缺乏时，血清锌仍可保持在正常水平。此外，血清锌容易受到感染、进食等病理和生理因素的影响。目前建议 <10 岁儿童血清锌的下限为 $65\,\mu g/dl$。

4. 诊断

（1）诊断主要依据为病史，可获得高危因素、临床表现，可参考血清锌水平。

（2）存在锌缺乏风险因素的儿童行试验性锌补充治疗结果有助诊断。如补充锌剂后儿童生长改善，1个月内相关症状消退。

5. 治疗

（1）针对病因：治疗原发病。

（2）饮食治疗：鼓励多进食富含锌的动物性食物，如肝、鱼、瘦肉、禽蛋、牡蛎等。初乳含锌丰富。

（3）锌剂

1）常用葡萄糖酸锌，每日剂量为元素锌 $0.5 \sim 1.0 \, \text{mg/kg}$，相当于葡萄糖酸锌 $357 \, \text{mg/kg}$，疗程一般为 $2 \sim 3$ 个月。

2）长期静脉输入高能量者，每日锌用量如下。

①早产儿 $0.3 \, \text{mg/kg}$，足月儿 5 岁 $0.1 \, \text{mg/kg}$，> 5 岁 $2.5 \sim 4 \, \text{mg/d}$。锌剂的毒性较小，但剂量过大也可引起胃部不适、恶心、呕吐、腹泻等消化道刺激症状，甚至脱水和电解质紊乱。

②锌中毒可干扰铜代谢，引起低铜血症、贫血、中性粒细胞减少、肝细胞中细胞色素氧化酶活力降低等中毒表现。

6. 预防

提倡母乳喂养，坚持平衡膳食是预防缺锌的主要措施，改掉挑食、偏食、吃零食的习惯。

二、碘缺乏症

碘缺乏症（IDD）是由于自然环境碘缺乏造成机体碘营养不良所表现的一组有关联疾病的总称。缺碘主要影响大脑发育，胎儿、新生儿、婴幼儿受缺碘的影响最大。

1. 病因 食物和饮水中缺碘是其根本原因。缺碘使甲状腺激素合成障碍，影响体格生长和脑发育。

2. 临床表现

（1）临床表现轻重取决于缺碘的程度、持续时间和患病的年龄。

（2）胎儿期缺碘可致死胎、早产及先天畸形；新生儿期则表现为甲状腺功能低下；儿童和青春期则引起地方性甲状腺肿、地方性甲状腺功能减退症，主要表现为儿童智力损害和体格发育障碍。儿童长期轻度缺碘则可出现亚临床型功能减退症，常伴有体格生长落后。

3. 实验室检查

（1）有些指标可用于个体和群体的碘营养状态的评估，如甲状腺肿率、尿碘、血浆 TSH 等。

（2）甲状腺肿的判定可用触诊法和 B 超法进行诊断，当两者诊断结果不一致时，以 B 超法的诊断结果为准。

（3）尿碘浓度是评估人群碘营养状态的很好的指标，< $20\mu g/L$ 重度碘缺乏，$20 \sim 49\mu g/L$ 中度碘缺乏，$50 \sim 99\mu g/L$ 轻度碘缺乏，$100 \sim 199\mu g/L$ 正常，$200 \sim 299\mu g/L$ 大于正常值，$\geqslant 300\mu g/L$ 碘过量。

（4）全血 TH 可作为评价碘营养状态的间接指标，并被用于筛查新生儿甲状腺功能低下症。

4. 诊断

（一）必备条件

1. 流行病和个人史 出生、居住在碘缺乏病病区。

2. 临床表现 有不同程度的精神发育迟滞，主要表现为不同程度的智力障碍（智力低下），地方性克汀病的 IQ 为 54 或 54 以下，地方性亚临床克汀病的智商为 $55 \sim 69$。

（二）辅助条件

1. 神经系统障碍

（1）运动神经障碍：包括不同程度的痉挛性瘫痪、步态和姿势的异常。

（2）听力障碍：亚临床克汀病患者可有极轻度的听力障碍。

（3）言语障碍（哑或说话障碍）：亚临床克汀病患者呈极轻度言语障碍或正常。

2. 甲状腺功障碍

（1）体格发育障碍：表现为非匀称性的矮小，亚临床克汀病患者可无或有轻度体格发育障碍。

（2）克汀病形象（精神发育迟滞外貌）：如傻相、傻笑、眼距宽、鼻梁塌、耳软、腹膨隆、脐疝等。亚临床克汀病患者几乎无上述表现，但可出现程度不同的骨龄发育落后以及骨骺愈合不良。

（3）甲状腺功能低下表现

1）如黏液性水肿、皮肤干燥、毛发干粗；血清 T3 正常、代偿性增高或下降，T4、FT4 低于正常，TSH 高于正常，亚临床克汀病患者一般无临床甲低表现，但可出现激素性甲低即血清 T3 正常；T4、FI4 在正常下限值或降低，TSH 可增高或在正常上限值。

2）凡具备上述必备条件，再具有辅助条件中的任何一项或一项以上者，再排除由碘缺乏以外原因所造成的疾病如分娩损伤、脑炎、脑膜炎及药物中毒等，可诊断为地方性克汀病或地方亚临床克汀病。

3. 治疗

（1）碘剂：主要用于缺碘所引起的弥漫型重度甲状腺肿大且病程短者。复方碘溶液每日 1～2 滴（约含碘 3.5mg），或碘化钾（钠）每日 10 ~ 15mg，连服 2 周为 1 个疗程，2 个疗程之间停药 3 个月，反复治疗 1 年。长期大量服用碘剂应注意甲状腺功能亢进的发生。

（2）甲状腺素制剂（参见第十五章第五节）。

4. 预防

（1）食盐加碘是全世界防治碘缺乏病的简单易行、行之有效的措施，目前我国已经全面推行食盐加碘。

（2）育龄期妇女、孕妇补碘可防止胚胎期碘缺乏病（克汀病、亚临床克汀病、新生儿甲状腺功能低下、新生儿甲状腺肿以及胎儿早产、流产、死产和先天畸形）的发生。

小结速览

营养和营养障碍性疾病

- 儿童营养基础
  - 膳食营养参考摄入量
  - 儿童能量代谢
- 婴儿喂养办法
  - 人乳的特点：营养丰富、缓冲力小，含不可替代的免疫成分等
  - 人乳的成分变化：脂肪含量逐渐增加，蛋白质逐渐降低
  - 母乳喂养的方法：乳头保健、尽早开奶、按需哺乳等
  - 添加辅食的原则：少到多、一种到多种、细到粗、软到硬
- 蛋白质 – 能量营养不良
  - 表现：体重不增或降低，活动减少，精神较差
  - 并发症：营养性贫血、各种维生素缺乏、感染等
  - 治疗：调整饮食，补充营养，药物治疗等

营养和营养障碍性疾病

维生素 A 缺乏症—临床表现：经典的皮肤角化过度和干眼症

维生素 D 缺乏性佝病
- 病因：维生素 D 不足导致钙和磷代谢紊乱
- 来源（最主要）：皮肤的光照合成
- 表现：初期、活跃期、恢复期、后遗症期
- 治疗：调整饮食，口服维生素 D，钙剂补充等

维生素 D 缺乏性手足抽搐
- 病因：血钙下降而甲状旁腺不能代偿性分泌增加
- 表现：惊厥、手足抽搐、喉痉挛
- 治疗：吸氧、止惊、钙剂等

维生素 D 中毒—临床表现：①早期症状为厌食、烦躁不安、倦怠和体重下降，重者可有惊厥、脱水、酸中毒等
②尿中出现蛋白质、红细胞、管型等改变，可发生慢性肾功能衰竭

第六章　新生儿与新生儿疾病

● **重点**　新生儿分类；HIE 的临床分度；新生儿败血症的临床表现。

○ **难点**　正常足月儿与早产儿的特点。

★ **考点**　Apgar 评分；RDS 的诊断；生理与病理性黄疸；新生儿溶血病的诊断。

第一节　概　　述

1. **围生期**　自妊娠 28 周至生后 7 天。

2. **新生儿分类**

分类依据		分　　类	
胎龄	早产儿（胎龄 <37 周）	极早早产儿（超未成熟儿）：<28 周	
		非常早产儿：28 ~ 32 周	
		中度早产儿：32 ~ 34 周	
		晚期早产儿：34 周 ~ 37 周	
	足月儿	37 周≤胎龄 <42 周	
	过期产儿	胎龄≥42 周	
出生 1 小时体重（BW）	低出生体重儿（BW <2500g）	超低出生体重儿：BW <1000g	
		极低出生体重儿：BW <1500g	
	正常出生体重儿	2500g≤BW≤4000g	
	巨大儿	BW >4000g	

续表

分类依据	分 类	
胎龄和出生体重的关系	小于胎龄儿	BW＜同胎龄儿平均体重的第10百分位
	适于胎龄儿	BW在同胎龄平均体重的第10~90百分位之间
	大于胎龄儿	BW＞同胎龄儿平均体重的第90百分位
周龄	早期新生儿	生后1周以内的新生儿
	晚期新生儿	生后2~4周末的新生儿
高危儿：已发生或可能发生危重疾病而需要监护的新生儿		

第二节 正常足月儿与早产儿的特点与护理

一、概述

正常足月儿是指胎龄≥37周并＜42周，出生体重≥2500g并≤4000g、无畸形或疾病的活产婴儿。

二、外观的比较

区别	正常足月儿	早产儿
皮肤	红润、皮下脂肪丰满和毳毛少	绛红、水肿和毳毛多
头	头大（占全身比例1/4）	头更大（占全身比例1/3）
头发	分条清楚	细而乱
耳壳	软骨发育好、耳舟成形、直挺	软、缺乏软骨、耳舟不清楚

续表

区别	正常足月儿		早产儿
乳腺	结节 >4mm，平均 7mm		无结节或结节 <4mm
外生殖器	男	睾丸降至阴囊	睾丸未降或未全降
	女	大阴唇遮盖小阴唇	大阴唇不能遮盖小阴唇
指、趾甲	达到或超过指、趾端		未达到指、趾端
跖纹	足纹遍布整个足底		足底纹理少

三、呼吸系统的比较

1. 正常足月儿

（1）出生时第一次呼吸后肺泡张开，表面活性物质有利于肺扩张。

（2）呼吸频率较快，安静时约 40 次/分，如持续超过 60 次/分称呼吸急促。

（3）腹式呼吸为主。

2. 早产儿

（1）肺泡表面活性物质缺乏，容易发生呼吸窘迫综合征。

（2）呼吸中枢和呼吸肌发育不完善，肺泡数量少，容易发生呼吸暂停（气流停止≥20 秒，伴心率下降 <100 次 + 发绀，严重时伴面色苍白、肌张力下降），胎龄越小越容易发生。

四、循环系统的比较

1. 正常足月儿

（1）心率波动大，90~160 次/分。

（2）足月儿血压平均为 70/50mmHg。

（3）回流至左心房血量明显增多，体循环压力上升。

（4）脐带结扎，胎盘－脐血液循环终止。

（5）呼吸建立、肺膨胀，肺循环阻力降低，肺血流增加。

（6）动脉导管和卵圆孔关闭。

2. 早产儿　心率偏快，血压较低，部分早产儿早期可有动脉导管开放。

五、消化系统的比较

1. 正常足月儿

（1）胃呈水平位、贲门括约肌不发达、幽门括约肌发达容易溢乳甚至呕吐。

（2）胎粪生后24小时内开始排泄，2~3天内排完（24小时未排应怀疑消化道畸形或肛门闭锁）。

（3）肝脏葡萄糖醛酸转移酶活力低，易发生生理性黄疸。对药物处理能力低下，易发生药物中毒。

2. 早产儿

（1）吸吮力差，吞咽反射弱，常出现哺乳困难或乳汁吸入而致吸入性肺炎。

（2）营养需要高但是消化能力跟不上，易发生坏死性小肠结肠炎。

（3）生理性黄疸较足月儿重，持续时间长，易发生核黄疸。

（4）肝合成蛋白能力差，糖原储备少，易发生低蛋白血症、水肿或低血糖。

六、血液系统的比较

1. 正常足月儿

（1）足月儿出生时血红蛋白为170g/L（140~200g/L），生后24小时达峰值，第一周末恢复至出生时水平，以后逐渐下降。

（2）胎儿血红蛋白占 70% ~80%，5 周后降至 55%，以后渐渐被成人型血红蛋白取代。

（3）血容量为 85~100ml/kg，脐带结扎延迟至 1 分钟，胎儿可从胎盘多获 35% 的血容量。

（4）白细胞生后第 1 天为（15~20）×10^9/L，3 天后明显下降。分类以中性粒细胞为主，4~6 天与淋巴细胞持平，后淋巴细胞占优势。

（5）维生素 K 依赖的凝血因子活性较低，需要常规注射维生素 K。

（6）新生儿贫血：生后 1 周内静脉血血红蛋白<140g/L。

2. 早产儿

（1）血容量为 85~110ml/kg，有核红细胞较多，白细胞和血小板稍低于足月儿。

（2）EPO 低下、先天性铁储备少、血容量迅速增加，故"生理性贫血"出现早，且胎龄越小，贫血持续时间越长，程度越严重。

七、泌尿系统的比较

1. 正常足月儿

（1）生后 24 小时内开始排尿，少数 48 小时内排尿，1 周内每日排尿可达 20 次。

（2）肾稀释功能与成人相似，但肾小球滤过率低、浓缩功能差，易发生水肿。

2. 早产儿

（1）易出现早产儿晚期代谢性酸中毒。

（2）肾小管不易再吸收钠离子，易发生低血钠。

（3）肾糖阈低，易发生尿糖。

八、神经系统的比较

1. 正常足月儿

（1）脊髓末端在 3、4 腰椎下缘，故腰穿在 4、5 腰椎间隙进针。

（2）生理反射：觅食、吸吮、握持、拥抱。

（3）有 Kernig 征、Babinski 征与 Chvostek 征等病理性反射。

（4）腹壁反射、提睾反射不稳定。

2. 早产儿　神经系统发育与胎龄相关，胎龄越小原始反射越难以引出或反射不完全。

九、体温的比较

1. 正常足月儿

（1）中性温度：指机体维持体温正常所需的代谢率和耗氧量最低时的环境温度。出生体重越低、日龄越小，所需中性温度越高。

（2）皮下脂肪薄，体表面积大，容易散热。寒冷时靠棕色脂肪产热。

（3）体温调节中枢功能不完善，寒冷易发生低体温，环境温度过高可致体温升高，甚至发生脱水热。

2. 早产儿　体温调节中枢功能更不完善，棕色脂肪少，产热能力差，寒冷时更易发生低体温，甚至硬肿症。汗腺发育差，环境温度过高时体温亦易升高。

十、免疫系统的比较

1. 正常足月儿

（1）IgG 可通过胎盘，IgA 和 IgM 不能通过胎盘，易患细菌感染，G^- 杆菌尤甚。

（2）皮肤黏膜娇嫩，呼吸道纤毛运动差，分泌型 IgA 缺乏，易发生呼吸道和消化道感染。

（3）脐带为细菌进入的门户。

2. 早产儿　T 细胞免疫功能低下致免疫应答无能。

十一、能量和体液代谢

1. 正常足月儿

（1）基础热耗为 209kJ/kg，每日总热量需 418～502kJ。

（2）体内含水量占体重的 70%～80%，出生体重越低、日龄越小，含水量越高。

（3）生后第 1 天需水量为 60～100ml/kg，后每日增加 30ml/kg，至每日 150～180ml/kg。生后体内水分丢失多，体重约 1 周末降至最低（小于出生体重的 10%），10 天左右恢复到出生时体重，称生理性体重下降。

2. 早产儿　体重约 1 周末降至最低点（小于出生体重 15%～20%），且恢复速度慢。

十二、新生儿常见的特殊生理状态

1. 新生儿红斑　生后 1～2 天在头部、躯干及四肢出现大小不等的多形性斑丘疹。

2. 生理性黄疸　胎儿型血红蛋白破坏，肝脏处理能力有限，间接胆红素升高。

3. 乳腺肿大　出生后体内的雌、孕激素很快消失，而催乳素却维持较长时间。

4. 假月经　来自母体的雌激素中断所引起。

5. 马牙　上皮细胞堆积产生的白色小颗粒。

6. 粟粒疹　皮脂腺堆积形成的小米粒大小黄白色皮疹。

十三、足月儿和早产儿的护理

1. 保温　新生儿处于中性温度中，早产儿、尤其出生体重 <2000g 者应置于温箱中。

2. 喂养　足月儿生后半小时开奶，按需喂养；早产儿也应尽早母乳喂养。

3. 呼吸管理　低氧血症时应维持动脉血氧分压 50～80mmHg（早产儿 50～70mmHg）或经皮血氧饱和度 91%～95%。

4. 预防感染

5. 维生素　足月儿生后应肌注 1 次维生素 K_1 0.5～1mg，早产儿连用 3 天。

6. 皮肤黏膜护理　保持皮肤清洁，保持脐带残端清洁和干燥等。

7. 预防接种

（1）卡介苗：出生后 3 天接种。

（2）乙型肝疫苗：生后 24 小时内、1 个月、6 个月时各注射乙肝疫苗 1 次。

8. 新生儿筛查　先天性甲状腺功能减退症、苯丙酮酸尿症等。

第三节　胎儿宫内生长异常

一、宫内生长迟缓和小于胎龄儿

1. 概念

（1）宫内生长迟缓是指由于胎儿、母亲或胎盘等各种因素导致胎儿在宫内生长模式偏离或低于其生长预期，即偏离了其遗传潜能。

（2）小于胎龄儿是指新生儿出生体重小于同胎龄儿平均出

生体重的第 10 百分位。

2. 临床分型 根据重量指数［出生体重（g）×100/顶臀长（cm)^3］和身长头围之比划分。

分型		非匀称型	匀称型
发病时间		孕晚期	孕早期
病因		孕母营养因素、血管性疾病	染色体病、遗传性疾病等
出生头围、身材、体重下降是否呈比例		否	是
重量指数	胎龄≤37 周	<2	>2
	胎龄>37 周	<2.20	>2.20
身长/头围		<1.36	>1.36

3. 并发症

（1）围生期窒息。

（2）先天性畸形。

（3）低血糖。

（4）红细胞增多症 – 高黏滞度综合征。

（5）胎粪吸入综合征。

4. 治疗

（1）有围生期窒息者出生后立即进行复苏。

（2）注意保暖。

（3）尽早开奶，预防低血糖。

（4）部分换血疗法。

二、大于胎龄儿

大于胎龄儿指出生体重大于同胎龄儿平均出生体重的第 90 百分位的新生儿。出生体重>4kg 者称巨大儿。

第四节　新生儿窒息

一、概述

指新生儿出生后不能建立正常的自主呼吸而导致低氧血症、高碳酸血症及全身多脏器损伤。

二、病因

窒息的本质是缺氧，凡是影响胎儿、新生儿气体交换的因素都可引起新生儿窒息。多发生于产程开始后，为宫内窘迫的延续。

1. 孕母因素

（1）慢性或严重疾病：如心、肺功能不全，严重贫血、糖尿病、高血压等。

（2）妊娠并发症：妊娠期高血压。

（3）不良嗜好：吸毒、吸烟、酗酒。

（4）年龄：≥35 岁或 <16 岁。

2. 胎盘因素　前置胎盘、胎盘早剥和胎盘老化。

3. 脐带因素　脐带脱垂、打结等。

4. 胎儿因素　早产儿或巨大儿、先天性畸形、宫内感染、呼吸道阻塞等。

5. 分娩因素

三、病理生理

1. 窒息时呼吸、循环功能由胎儿向新生儿转变受阻

2. 窒息时各器官缺血

（1）最初血流重新分布，保证生命器官（心、脑、肾上腺等）血液供应。

（2）若低氧血症持续存在，会加重代谢性酸中毒，导致各脏器受损。

3. 呼吸改变

（1）原发性呼吸暂停：由于缺氧导致呼吸停止，伴有血压升高、心率降低、发绀，解除病因＋清理呼吸道＋物理刺激后可以恢复自主呼吸。

（2）继发性呼吸暂停：病因未去除、持续低氧血症，几次喘息样呼吸后发生的呼吸暂停，伴有心率、血压和血氧饱和度降低，需正压通气才能恢复自主呼吸。

（3）临床上难以区分原发性和继发性呼吸暂停时，应按继发性呼吸暂停处理。

4. 血液生化和代谢改变

（1）PaO_2、pH 降低及混合性酸中毒：为缺氧后无氧代谢、气道阻塞所致。

（2）糖代谢紊乱：早期应激致血糖增高，继之糖原耗竭出现低血糖。

（3）高胆红素血症：酸中毒抑制胆红素与白蛋白的结合、抑制肝酶活性。

（4）稀释性低钠血症：心钠素、抗利尿激素分泌异常。

（5）低血钙：钙通道开放，钙内流所致。

四、临床表现

1. 胎儿宫内窘迫

（1）胎动：早期胎动增加，胎心率≥160 次/分，晚期减少甚至消失，胎心率＜100 次/分。

（2）羊水被胎粪污染。

2. Apgar 评分评估

（1）内容：包括皮肤颜色、心率、对刺激的反应、肌张力和呼吸，共10分。

（2）分度：0~3分重度窒息，4~7分轻度窒息，8~10分正常。

（3）评分时间

①常规评分出生后1、5、10分钟，需要复苏的新生儿到15、20分钟仍需评分。

②1分钟评分可判断缺氧程度，5分钟评分对判断疗效、估计预后尤其重要。

体征	0分	1分	2分
皮肤颜色	青紫或苍白	身体红，四肢端青紫	全身红
心率(次/分)	无	<100	>100
弹足底或插鼻管反应	无反应	有些动作，如皱眉	哭、喷嚏
肌张力	松弛	四肢略屈曲	四肢活动
呼吸	无	慢，不规则	正常、哭声响亮

3. 多脏器受损症状

中枢神经系统	缺氧缺血性脑病和颅内出血
呼吸系统	羊水或胎粪吸入综合征、肺出血以及呼吸窘迫综合征等
心血管系统	持续性肺动脉高压、缺氧缺血性心肌病
泌尿系统	肾功能不全、肾衰竭及肾静脉血栓形成等
代谢方面	高血糖、低血糖、低血钙、低血钠、低氧血症、高碳酸血症等
消化系统	应激性溃疡、坏死性小肠结肠炎
血液系统	DIC、血小板减少

五、诊断

①产前有可能导致窒息的高危因素；②1 或 5 分钟 Apgar 评分≤7 分，仍未建立有效自主呼吸；③脐动脉血 pH < 7.15；④排除其他引起低 Apgar 评分的病因。以上②～④为必要条件，①为参考指标。

六、治疗

（一）复苏方案

1. ABCDE 复苏方案　①A（airway）：清理呼吸道；②B（breathing）：建立呼吸；③C（circulation）：维持正常循环；④D（drugs）：药物治疗；⑤E（evaluation）：评估。

2. 三大指标　呼吸、心率和血氧饱和度是窒息复苏评估三大指标。遵循评估→决策→措施，往复循环至复苏。

（二）复苏步骤和程序

1. 快速评估

2. 初步复苏　保暖（辐射保暖台）、摆好体位（肩垫高头略后伸）、清理呼吸道、擦干（减少散热）、刺激（30 秒内完成）。

3. 正压通气

4. 胸外心脏按压　有效正压通气 30 秒后心率持续 <60 次/分需要进行。

5. 药物治疗　肾上腺素、扩容剂、碳酸氢钠。

七、预后判断

窒息持续时间对预后很关键。慢性宫内窒息、重度窒息复苏不及时等预后可能不良。

八、预防

1. 加强围生期保健，及时处理高危妊娠。
2. 加强胎儿监护，避免宫内缺氧。
3. 推广 ABCDE 复苏技术，培训产、儿、麻醉科医护人员。
4. 各级医院产房内需配备复苏设备。
5. 产妇分娩应由具有复苏技术的人员在场。

第五节　新生儿缺氧缺血性脑病

一、概述

新生儿缺氧缺血性脑病（HIE）指围生期窒息引起的部分或完全缺氧、脑血流减少或暂停而致胎儿或新生儿脑损伤。严重者可能遗留神经功能损害。

二、病因

围生期窒息是主要原因。

三、发病机制

1. 脑血流改变　缺血早期血流重新分布来保证心、脑等的血液供应，缺氧时间延长后心功能受损导致血压降低，脑血流减少，以保证代谢最旺盛部位的血液供应。

2. 脑血管自主调节功能障碍　新生儿调节功能差，血压下降时引起缺血性脑损伤。

3. 脑组织代谢改变　缺氧时，细胞内 Na^+、Ca^{2+} 内流，自由基生成增多等导致细胞水肿、凋亡和坏死。

四、临床表现

HIE 的临床分度

分度	轻度	中度	重度
意识	激惹	嗜睡	昏迷
肌张力	正常	减低	松软
拥抱反射	反射活跃	减弱	消失
吸吮反射	正常	减弱	消失
惊厥	可有肌阵挛	常有	有，可呈持续状态
中枢性呼吸衰竭	无	有	明显
瞳孔改变	扩大	缩小	不等大、对光反射迟钝
EEG	正常	低电压，可有痫样放电	爆发抑制，等电位
病程及预后	症状 72 小时内消失，预后好	病程 14 天内消失，可有后遗症	症状可持续数天～数周，病死率高，存活者多有后遗症

1. 急性损伤、病变在两侧大脑半球者，惊厥常发生在生后24 小时内。表现形式为轻微发作型或多灶性阵挛型，严重者为强直型，同时有前囟隆起等脑水肿症状。

2. 病变在脑干、丘脑者，可出现中枢性呼吸衰竭、瞳孔缩小或扩大、顽固性惊厥等脑干症状，并且常在 24～72 小时病情恶化或死亡。

五、辅助检查

1. 血气分析　pH 减低反映胎儿宫内缺氧和酸中毒程度。BE 和 PCO_2 有助于识别酸中毒性质。

2. 脑影像学检查

（1）B 超：可在 HIE 病程早期（72 小时内）进行。

（2）CT：出生后 4~7 天检查，辐射大。

（3）MRI：可显示 CT 或 B 超不易显示的部位，生后 48 小时内进行。

3. 脑电生理检查

（1）脑电图：脑电活动延迟、异常放电，背景活动异常等。应在生后 1 周内检查。

（2）振幅整合脑电图（aEEG）：评估 HIE 程度及预测预后。

六、治疗

1. 支持治疗　维持良好的通气，维持循环稳定，使血糖在正常范围。

2. 控制惊厥　首选苯巴比妥，负荷量 20mg/kg。顽固抽搐者加用咪达唑仑，或加用水合氯醛灌肠。

3. 治疗脑水肿　避免输液过量是预防的基础，颅压增高时首选速尿，严重时可用甘露醇，一般不主张使用糖皮质激素。

4. 亚低温治疗　应用指征为中、重度足月 HIE 新生儿；有头部或全身亚低温 2 种；治疗窗应于生后 6 小时内，即二次能量衰竭间期，且越早疗效越好，持续 72 小时。

5. 新生儿期后治疗　尽早行智力和体能的康复训练。

七、预后和预防

1. 与 Apgar 评分、病情严重程度、抢救是否正确、及时有关。

2. 防治围生期窒息是预防本病的主要方法。

第六节　新生儿颅内出血

一、概述

新生儿颅内出血是新生儿、尤其早产儿的常见疾病，也是严重脑损伤常见形式。病死率高，严重者常留有神经系统后遗症。

二、病因和发病机制

1. 早产　早产儿脑处于发育期。在脑内存在胚胎生发基质（GM）。其特点如下。

（1）脑血流缺乏自主调节，呈压力被动性脑血流。

（2）GM 是一未成熟的毛细血管网，易破裂。

（3）GM 血管壁的内皮细胞富含线粒体，对缺氧及酸中毒敏感。

（4）小静脉系统的特殊走形致血流停滞、毛细血管床压力增加而出血。

（5）纤维溶解蛋白活性增加。

2. 缺血缺氧　形成压力被动型脑血流，血管内压增加，毛细血管破裂等。

3. 损伤性　主要为产伤所致。

4. 其他　新生儿肝功能不成熟、凝血因子不足或患其他出血性疾病等。

二、临床表现

1. 分型

脑室周围-脑室内出血（PVH-IVH）	主要见于胎龄 <32 周、体重 <1500g 的早产儿，胎龄越小发病率越高
原发性蛛网膜下隙出血	早产儿多见
脑实质出血	足月儿多见
硬膜下出血	多见于足月巨大儿或臀位异常难产、高位产钳助产儿
小脑出血	多见于胎龄 <32 周、出生体重 <1500g 的早产儿或有产伤史的足月儿

2. 常见症状与体征

神志改变	激惹、嗜睡或昏迷
呼吸改变	增快或减慢，不规则或暂停
颅内压力增高	前囟隆起、血压增高、抽搐、角弓反张、脑性尖叫
眼征	凝视、斜视、眼球震颤等
瞳孔	不等大或对光反射消失
肌张力	增高、减弱或消失
其他	不明原因的苍白、贫血和黄疸

三、诊断

病史、症状和体征可供参考，确诊须靠头颅影像学检查。

头颅 B 超为诊断 PVH－IVH 的首选。MRI 是确诊各种颅内出血、评估预后最敏感的检查。需与其他中枢神经系统疾病鉴别，可行脑脊液检查。

四、治疗

1. 支持疗法　保持患儿安静，维持正常、稳定的通换气、渗透压和血压等。

2. 止血　维生素 K_1、血凝酶。

3. 控制惊厥

4. 降低颅内压　用呋塞米，中枢性呼吸衰竭者可用甘露醇。

5. 脑积水　乙酰唑胺可减少脑脊液产生。

五、预后

与出血量、出血部位、胎龄及围生期并发症等多种因素有关。

六、预防

1. 加强孕妇围生期保健工作，避免早产；提高产科技术，减少围生儿窒息和产伤；对患有出血性疾病的孕妇及时治疗。

2. 提高医护质量，避免各种可能导致医源性颅内出血的因素。

第七节　新生儿胎粪吸入综合征

一、概述

新生儿胎粪吸入综合征（MAS）是由于胎儿在宫内或产时

吸入混有胎粪的羊水而导致，以呼吸道机械性阻塞及肺组织化
学性炎症为病理特征。多见于足月儿或过期产儿。

二、病因和病理生理

1. 胎粪吸入

（1）缺氧致胎粪污染羊水，同时胎儿喘息吸入羊水或胎儿
自主呼吸建立后羊水入肺。

（2）MAS 发生率与胎龄显著相关：胎龄小于 37 周，发生
率 <2%；胎龄大于 42 周，则 >30%；胎龄不足 34 周者极少有
羊水胎粪污染的情况发生。

2. 不均匀气道阻塞　肺不张（完全阻塞）、肺气肿（不完
全阻塞，形成"活瓣"）、正常肺泡三者并存。

3. 肺组织化学性炎症　胆盐刺激产生炎症反应，胎粪利于
细菌的生长，易继发细菌性炎症。

4. 肺动脉高压　多发生于足月儿。

三、临床表现

多有宫内窘迫史和（或）出生窒息史。

1. 吸入混胎粪的羊水是诊断必备条件

（1）分娩时有羊水混胎粪。

（2）患儿皮肤、脐带和指、趾甲床有胎粪污染痕迹。

（3）口、鼻腔吸引物中含有胎粪。

（4）气管插管时声门处或气管内吸引物有胎粪（可确诊）。

2. 呼吸系统表现

（1）生后出现呼吸窘迫，12～24 小时后呼吸急促（>60
次/分）、青紫、鼻翼扇动及三凹征等。

（2）胸廓饱满，听诊啰音。可发生肺气漏，重者可有张力性
气胸。

3. PPHN（新生儿持续性肺动脉高压） 持续而严重的青紫是最主要表现。

四、辅助检查

1. 实验室检查 动脉血气分析示 pH 下降，PaO_2 降低，$PaCO_2$ 增高。

2. X 线检查

（1）两肺透过度增强伴小叶性肺不张，也可仅有弥漫性浸润影或并发纵隔气肿、气胸等。

（2）部分 MAS 患儿，其胸片的严重程度与临床表现并非成正相关。

3. 超声检查 可评估和监测肺动脉的压力等。

五、诊断标准

羊水被胎粪污染（气管内吸出胎粪）；呼吸窘迫症状；胸部 X 线表现。

六、治疗

1. 氧疗 吸入空气 $PaO_2 < 50mmHg$ 或 $TcSO_2 < 90\%$ 需氧疗。

2. 机械通气治疗 持续气道正压通气、常频机械通气、高频通气、体外膜肺氧合等。

3. 肺表面活性物质治疗

4. 其他 限制液体入量、抗生素、维持正常循环、镇静剂及肌松剂、保温及镇静等。

七、预防

1. 积极防治胎儿宫内窘迫和产时窒息。

2. 如新生儿无活力（不规则呼吸，肌张力差，心率 < 100

次/分）则气管插管吸出胎粪。

3. 在气道胎粪吸出前，通常不应进行正压通气。

第八节　新生儿呼吸窘迫综合征

一、概述

新生儿呼吸窘迫综合征（RDS）因肺表面活性物质（PS）缺乏所致，以生后呼吸窘迫并进行性加重为特征。又称肺透明膜病，多见于早产儿，胎龄越小，发病率越高。产前应用糖皮质激素等可预防 RDS 的发生。

二、PS 的成分与作用

1. PS 由 II 型肺泡细胞合成和分泌，可降低肺泡表面张力、维持肺泡大小稳定和减少液体自毛细血管向肺泡渗出。

2. PS 内磷脂占 80%，其中卵磷脂是起表面活性作用的重要物质。

三、病因

PS 缺乏是本病发生的根本原因。

早产	胎龄 <30 周的早产儿，RDS 发生率高达 70% 以上，胎龄 >36 周的早产儿，RDS 发生率仅为 1% ~ 5%
糖尿病母亲婴儿	胎儿胰岛素过多，抑制了糖皮质激素促进肺成熟的作用
择期剖宫产儿	缺乏宫缩，糖皮质激素较少，影响 PS 的合成与分泌
其他	围生期窒息、低体温、前置胎盘、胎盘早剥等均可诱发 RDS

四、临床表现

1. 生后 6 小时内出现呼吸窘迫，并呈进行性加重。

2. 主要表现为呼吸急促（＞60/分）、青紫、鼻翼扇动、吸气性三凹征、**呼气呻吟**。严重时表现为呼吸浅表，呼吸节律不整、呼吸暂停及四肢松弛。

3. 查体可见胸廓扁平，两肺呼吸音减低，肺泡有渗出时可闻及细湿啰音。

4. 出生后 24 ~ 48 小时病情最重，能存活 3 天以上者，肺成熟度增加，病情逐渐恢复。

五、辅助检查

1. **血气分析**　最常用的检测方法。$pH \downarrow$，$PaO_2 \downarrow$，$PaCO_2 \uparrow$。

2. **X 线检查**　目前确诊 RDS 的最佳手段。

（1）毛玻璃样改变：两肺普遍性透过度降低，可见弥漫性均匀一致的细颗粒网状影。

（2）支气管充气征：在弥漫性不张肺泡（白色）背景下可见清晰充气的树枝状支气管（黑色）影。

（3）白肺：两肺野均呈白色，肺肝界、肺心界均消失。

3. **超声检查**　有助动脉导管开放确定诊断。

六、鉴别诊断

1. **湿肺**　多见于足月儿或剖宫产儿，肺内的羊水吸收不完全，一般 2 ~ 3 天自行缓解。

2. **B 组链球菌肺炎**　母亲妊娠晚期多有感染、胎膜早破或羊水臭味表现，血培养阳性且抗生素治疗有效。

3. 膈疝 腹部凹陷，患侧胸腔内可闻及肠鸣音，胸片可见肠管进入胸腔。

七、治疗

目的是保证通气换气功能、待自身 PS 产生增加，RDS 得以恢复。

1. 一般治疗 保温、保证液体和营养供应、抗生素、监测（体温、呼吸、心率等）。

2. 氧疗和辅助通气

（1）吸氧：维持 PaO_2 50～80mmHg 和经皮血氧饱和度（$TcSO_2$）90%～95% 为宜。

（2）持续气道正压呼吸（CPAP）：所有存在 RDS 高危因素的早产儿，生后早期应用 CPAP，可减少 PS 应用及气管插管。对已确诊的 RDS，使用 CPAP 联合 PS，是 RD 治疗的最佳选择。

（3）CMW、HFV。

3. PS 替代疗法 已确诊的 RDS 或产房内防止 RDS 的预防性应用。药物摇匀后，经气管插管缓慢注入肺内。

4. 关闭动脉导管

（1）保守处理：保证足够的肺氧合、限制液体量、输注悬浮红细胞、机械通气维持适当 PEEP、存在液体潴留时用利尿剂。

（2）药物关闭：**吲哚美辛、布洛芬**。

（3）手术治疗：是目前关闭 PDA 的最确实方法。

八、预防

将妊娠＜30 周存在早产风险的孕妇转运到具有救治 RSD 能力的围生中心。对所有妊娠＜34 周存在风险的孕妇，给产前激素治疗。对妊娠＜39 周，如无明确指征，不建议择期剖宫产。

第九节　新生儿黄疸

一、概述

1. 新生儿时期由于胆红素代谢特点或代谢异常引起血中胆红素水平升高而出现皮肤、巩膜及黏膜黄染的临床现象，分为生理性和病理性。

2. 新生儿血清胆红素超过 5~7mg/dl（成人超过 2mg/dl）可出现肉眼可见的黄疸。

3. 未结合胆红素增高是新生儿黄疸最常见的表现形式，重者可引起胆红素脑病（核黄疸）。

二、新生儿胆红素代谢的特点

1. 胆红素生成过多

（1）宫内低氧刺激红细胞生成增多，出生后氧分压升高，过多的红细胞破坏。

（2）新生儿红细胞寿命相对短（早产儿<70 天，足月儿约 80 天，成人为 120 天）。

2. 血浆白蛋白联结胆红素的能力不足

（1）新生儿常有酸中毒，减少胆红素与白蛋白联结。

（2）胎龄越小，白蛋白含量越低，游离的胆红素越多。

3. 肝细胞处理胆红素能力差

（1）摄取：肝细胞内 Y 蛋白含量极微。

（2）结合：尿苷二磷酸葡萄糖醛酸基转移酶（UDPGT）活性极低。

（3）排泄：结合胆红素排泄到肠道的能力差。

4. 肝肠循环特点

（1）β – 葡萄糖醛酸酐酶活性较高，使结合胆红素分解为未结合胆红素，导致肠 – 肝循环增加，血胆红素水平增高。

（2）胎粪含胆红素较多，如排出延迟，胆红素的重吸收增加。

三、新生儿黄疸的分类

1. 生理性黄疸

（1）一般情况良好。

（2）足月儿生后 2~3 天出现黄疸，4~5 天达高峰，5~7 天消退，最迟不超过 2 周；早产儿黄疸多于生后 3~5 天出现，5~7 天达高峰，7~9 天消退，最长可延迟到 3~4 周。

（3）每日血清胆红素升高 <85μmol/L（5mg/dl）或每小时 <0.5mg/dl。

（4）血清总胆红素值尚未超过小时胆红素曲线的第 95 百分位数，或未达到相应日龄、胎龄及相应危险因素下的光疗干预标准。

2. 病理性黄疸（非生理性高胆红素血症）

（1）早：生后 24 小时内出现黄疸。

（2）快：血清总胆红素值已达到相应日龄及相应危险因素下的光疗干预标准，或超过小时胆红素风险曲线的第 95 百分位数；或胆红素每日上升 >85μmol/L（5mg/dl）或每小时 >0.5mg/dl。

（3）长：黄疸持续时间长，足月儿 >2 周，早产儿 >4 周。

（4）复：黄疸退而复现。

（5）重：血清结合胆红素 >34μmol/L（2mg/dl）。

四、病理性黄疸病因分类

1. 胆红素来源过多

（1）红细胞增多症：即静脉血红细胞 >6×10^{12}/L，血红蛋

白 > 220g/L，血细胞比容 > 65%。常见于母 – 胎或胎 – 胎间输血、脐带结扎延迟等。

（2）溶血：血管外溶血（身体各部位的血肿）、同族免疫性溶血（ABO 溶血多见）、红细胞酶缺陷、红细胞形态异常、血红蛋白病等。

（3）感染：感染导致溶血，以金黄色葡萄球菌、大肠埃希菌引起的败血症多见。

（4）肠 – 肝循环增加：先天性肠道闭锁、巨结肠等。

（5）母乳喂养与黄疸：母乳喂养的新生儿在生后 1 ~ 3 个月内仍有黄疸，表现为非溶血性高未结合胆红素血症，其诊断常是排除性的。

2. 肝脏胆红素代谢障碍　缺氧和感染、药物、先天性甲状腺功能低下、Crigler – Najjar 综合征、Gilbert 综合征等。

3. 胆汁排泄障碍　新生儿肝炎、先天性代谢缺陷病、胆道闭锁等。

第十节　新生儿溶血病

一、概述

母子血型不合引起的同族免疫性溶血，以 ABO 血型不合最常见，Rh 血型不合较少见。

二、病因和发病机制

母亲不具有的胎儿显性红细胞抗原进入了母体，刺激母体产生抗体，IgG 进入胎儿血液后与红细胞结合（致敏红细胞），在单核巨噬细胞系统被破坏形成溶血。如果血型不符的红细胞在分娩时进入母体，当时不发生溶血，可能使下一胎（血型与上一胎相同）发生溶血。

1. ABO 溶血

（1）主要发生在母亲 O 型而胎儿 A 型或 B 型。

（2）ABO 溶血发生与胎次无关，第 1 胎即可发病。ABO 血型抗原除红细胞外，还存在组织细胞、体液和自然界（细菌、寄生虫、植物），O 型母体在妊娠前可能已经接触了自然界的 A、B 抗原，产生了抗体。

（3）在母子 ABO 血型不合中，只有 1/5 发生 ABO 溶血病。

2. Rh 溶血

（1）Rh 阳性：红细胞具有 D 抗原。

（2）Rh 阴性：红细胞不具有 D 抗原。

（3）Rh 溶血多发生在第 2 胎，依胎次增加而加重。

（4）如果母亲有输血史、流产史也可发生在第 1 胎。

（5）有的母亲平白无故地发生第一胎溶血，这可能是由于 Rh 阴性孕妇的母亲（外祖母）为 Rh 阳性，其母怀孕时已使孕妇致敏，故其第一胎发病。

（6）存在 ABO 血型不符合时，Rh 血型不合的溶血不易发生。

三、病理生理

1. ABO 溶血除导致黄疸外，其他改变不明显。

2. Rh 溶血

（1）可导致胎儿重度贫血、甚至心力衰竭，胎儿水肿。

（2）贫血时，髓外代偿性造血可导致肝脾大。

（3）胎儿血中的胆红素经胎盘由母亲肝脏代谢，故娩出时黄疸往往不明显。

（4）出生后，由于新生儿处理胆红素的能力较差，因而出现黄疸。血清未结合胆红素过高可发生胆红素脑病。

四、临床表现

1. ABO 溶血除了黄疸（2~3 天出现）以外无其他明显表现，血清胆红素以未结合型为主。

2. Rh 溶血症状较重，黄疸（24 小时内出现迅速加重、未结合胆红素为主）、贫血、心衰、肝脾肿大（髓外造血）、胎儿水肿（由于贫血、心衰、低蛋白血症）。

五、并发症

1. 胆红素脑病

（1）新生儿溶血最严重的并发症，多于**生后 4~7 天**出现症状。

①主要见于<u>血清总胆红素 >20mg/dl 或（和）上升速度 >0.5mg/dl</u>、胎龄 >35 周新生儿。

②低体重出生儿在低血清总胆红素水平（10~14mg/dL）可发生胆红素脑病。

③未结合胆红素水平过高，常造成基底神经节、海马等坏死，故又称核黄疸。

（2）分期

分期	主要表现	持续时间
第一期	嗜睡、反应低下、吮吸无力、拥抱反射减弱、肌张力减低，偶有尖叫和呕吐	12~24 小时
第二期	有抽搐、角弓反张和发热（多与抽搐同时发生）	12~48 小时
第三期	吃奶反应好转、抽搐次数均降低，角弓反张渐消失，肌张力恢复	2 周
第四期	后遗症表现：可有手足徐动、眼球运动及听觉障碍、牙釉质发育不良等	

2. 胆红素所致的神经功能障碍 有轻度的神经系统和认知异常、单纯听力受损或听神经病变谱系障碍等。

六、实验室检查

1. 母子血型检查，证实有血型不合。

2. 检查有无溶血

（1）溶血时红细胞和血红蛋白减少，早期新生儿血红蛋白 <145g/L 可诊断为贫血。

（2）呼出气一氧化碳含量测定：反映胆红素生成的速度。

3. 致敏红细胞和血型抗体测定。改良直接抗人球蛋白试验（改良 Coombs 试验）、抗体释放试验、游离抗体试验。

七、诊断

1. 产前诊断

（1）不良产史：既往不明原因的死胎、流产、新生儿重度黄疸史。

（2）血型和血型抗体：Rh 阴性孕妇在妊娠 16 周时应检测血中 Rh 血型抗体作为基础值，以后每 2~4 周检测一次，当抗体效价上升，提示可能发生 Rh 溶血病。

2. 产后诊断

（1）溶血的诊断：新生儿娩出后黄疸出现早、进行性加重，有母子血型不合，改良 Coombs 和抗体释放试验中有一项阳性者即可确诊。

（2）胆红素脑病的辅助诊断：头颅 MRI 扫描、脑干听觉诱发电位。

八、鉴别诊断

1. 先天性肾病 全身水肿、低蛋白血症和蛋白尿，无病理性黄疸和肝脾大。

2. 新生儿贫血　无重度黄疸、血型不合及溶血三项试验阳性。

3. 生理性黄疸　血型不合及溶血试验可鉴别。

九、治疗

（一）产前治疗

1. 提前分娩　既往有输血、死胎、流产和分娩史的 Rh 阴性孕妇，本次妊娠 Rh 抗体效价大于 1∶32、羊水胆红素增高、卵磷脂/鞘磷脂大于 2，表示胎肺成熟，可考虑提前分娩。

2. 血浆置换、宫内输血　很少用。

3. 苯巴比妥　预产期前 1~2 周口服，可减轻新生儿黄疸。

（二）新生儿期治疗

1. 光照疗法

（1）在光照下未结合胆红素转变为水溶性的异构体，经胆汁和尿液排出。

（2）主要作用于皮肤浅层组织，皮肤黄疸消退不代表血清未结合胆红素正常。

（3）光疗时要保护双眼、会阴、肛门等，其余裸露，可连续照射，也可间隔 12 小时进行。

2. 换血疗法

（1）作用

①换出部分血中游离抗体和致敏红细胞，减轻溶血。

②换出血中大量胆红素，防止发生胆红素脑病。

③纠正贫血，改善携氧，防止心力衰竭。

（2）方法

①Rh 溶血：Rh 血型同母亲，ABO 血型同婴儿（紧急时可

用 O 型血)。

②ABO 溶血：O 型红细胞（无抗原），AB 型血浆（无抗体)。

③有明显贫血和心衰者，可用血浆减半的浓缩血。

④换血量：患儿全血量的两倍。

⑤途径：一般选用脐静脉或其他大静脉换血。

3. 药物治疗

（1）供给白蛋白：减少血中游离的未结合胆红素，防止胆红素脑病。

（2）纠正代谢性酸中毒：提高血 pH，利于未结合胆红素与白蛋白的联结。

（3）苯巴比妥：诱导肝酶，增强肝脏结合和分泌胆红素的能力。

（4）静脉用免疫球蛋白：抑制吞噬细胞破坏已被抗体致敏的红细胞。

十、预防

Rh 阴性妇女在流产或分娩 Rh 阳性第一胎后，应尽早注射相应的抗 Rh 免疫球蛋白，以中和进入母血的 Rh 抗原。

第十一节　新生儿感染性疾病

1. 感染性疾病最常见的病原体是细菌和病毒，其次为真菌、原虫、螺旋体等。

2. 新生儿感染可发生在出生前、出生时或出生后。

（1）出生前感染（宫内感染）：常见 TORCH 感染，TORCH 即弓形虫（toxoplasma）、其他（other）、风疹病毒（RV）、巨细胞病毒（CMV）和单纯疱疹病毒（HSV）英文字头的简称。

（2）出生时感染：胎儿通过产道接触、吸入被病原体污染的分泌物所致胎膜早破，有创胎儿监护及窒息复苏等可导致胎儿感染机会增加。

（3）出生后感染：较前两种感染更常见，病原体通过皮肤、呼吸、消化道感染新生儿，多由带菌的人员接触传播。

一、新生儿败血症

1. 概述

（1）指病原体侵入新生儿血液并生长、繁殖、产生毒素而造成的全身性炎症反应。

（2）胎龄越小，出生体重越轻，发病率及病死率越高。常见的病原体为细菌。

（3）我国以葡萄球菌和大肠埃希菌多见。

2. 临床表现

（1）根据发病时间分

	早发型	晚发型
起病时间	生后7天内	生后7天后
发生时间	出生前或出生时	出生后
病原菌	大肠埃希菌等革兰阴性杆菌	以葡萄球菌、机会致病菌为主
原发感染灶	少见	脐炎、肺炎等局灶感染
预后	多器官受累，凶险，死亡率高	较早发型低

（2）表现：早期症状、体征常不典型，无特异性，尤其是早产儿。

①一般表现：反应差、嗜睡、少吃、少哭、少动、甚至"五不"症状（不吃、不哭、不动、体重不增、体温不升）。

②有黄疸、肝脾大、休克、出血倾向，合并肺炎、脑膜炎时应高度怀疑败血症。

3. 辅助检查

（1）细菌学检查：血培养、脑脊液、尿培养、病原菌抗原及 DNA 检测。

（2）非特异性检查

①周围血象：WBC 降低或增多，要根据采血日龄具体分析。

②细胞分类：杆状核细胞/中性粒细胞数≥0.16。

③血小板计数：$<100 \times 10^9 / L$。

④C – 反应蛋白、血清降钙素原、IL – 6。

4. 诊断

（1）确诊败血症：具有临床表现并符合下列任意一条。

①血培养或无菌体腔液培养出致病菌。

②若血培养培养出机会致病菌，则必须于另份血、无菌体腔内或导管尖端培养出同种细菌。

（2）临床诊断败血症：具有临床表现且具备以下任意一条。

①非特异性检查结果异常的项目≥2 条。

②血标本病原菌抗原或 DNA 检测阳性。

5. 治疗

（1）抗生素治疗原则

①早用药。

②静脉联合用药。

③疗程足：10～14 天，有并发症者延长至 3～4 周。

④注意药物副作用：<u>1 周以内新生儿给药次数宜相应减少</u>

禁用氨基糖苷类抗生素。

（2）处理严重并发症

①抗休克；②清除感染灶；③纠正酸中毒和低氧血症；④减轻脑水肿。

（3）支持疗法、免疫疗法、清除局部感染灶。

二、新生儿感染性肺炎

1. 病因

（1）宫内感染性肺炎：母亲妊娠期间感染，病原体（主要为病毒）经血行通过胎盘感染胎儿。

（2）分娩过程中感染性肺炎：胎儿分娩时吸入被病原体污染的羊水或母亲宫颈分泌物等。常见病原体为大肠埃希菌、肺炎链球菌等。

（3）出生后感染性肺炎：呼吸道途径、血行感染、医源性途径。以金黄色葡萄球菌和大肠埃希菌多见。

2. 临床表现

（1）宫内感染性肺炎

①多在生后 24 小时内发病，出生时常有窒息史，复苏后可出现气促、呼吸困难、体温不稳定、反应差。

②肺部听诊呼吸音可为粗糙、减低或闻及湿啰音。严重者可出现呼衰、心衰、DIC、休克或持续肺动脉高压。

③病毒感染者出生时可无明显症状，而在 2～3 天，甚至 1 周左右逐渐出现呼吸困难，并进行性加重，甚至进展为支气管肺发育不良。

④病毒性肺炎胸部 X 线摄片第 1 天常无改变，24 小时后显示为间质性肺炎改变，细菌性肺炎则为支气管肺炎表现。

（2）分娩过程中感染性肺炎发病时间因不同病原体而异，一般在出生后数日至数周后发病。

（3）出生后感染性肺炎

①发热或体温不升，反应差等全身症状。

②呼吸系统表现为气促、呼吸困难（鼻翼扇动、发绀、吐沫、三凹征等）。听诊有双肺细湿啰音。

③细菌性肺炎常表现为两肺弥漫性模糊影，密度不均；病毒性肺炎以间质病变、两肺膨胀过度、肺气肿为主。

3. 治疗

（1）呼吸道管理：雾化吸入、体位引流，保持呼吸道通畅。

（2）维持正常血气：鼻导管、面罩吸氧等，高碳酸血症难以改善时进行机械通气。

（3）抗病原体治疗：细菌性肺炎选抗生素；衣原体肺炎选红霉素；CMV 用更替洛韦。

（4）支持疗法：纠正水电解质平衡紊乱，保证充足能量供给。

三、新生儿破伤风

1. 概述　指破伤风杆菌侵入脐部生长繁殖，产生痉挛毒素，引起以牙关紧闭和全身肌肉强直性痉挛为特征的急性感染性疾病。

2. 临床表现

（1）潜伏期：多为 4～7 天，此期越短，病情越重，死亡率越高。

（2）早期症状：哭闹、张口困难、吃奶困难、"压舌板试验"阳性。

（3）后期症状：牙关紧闭、面肌紧张、口角上牵，呈"苦笑"面容，伴阵发性双拳紧握，上肢过度屈曲，下肢伸直，呈角弓反张状。

（4）痉挛发作时患儿神志清楚为本病的特点，任何轻微刺激可诱发痉挛发作。

（5）合理治疗 1 周后痉挛逐渐减轻，完全恢复需 2~3 个月。

3. 治疗

（1）护理：将患儿置于安静、避光环境，尽量减少刺激以减少痉挛。痉挛期应暂禁食。

（2）抗毒素：只能中和游离破伤风毒素，对已与神经节苷脂结合的毒素无效，故越早用越好。

（3）止痉药：控制痉挛是治疗成功关键。用地西泮、苯巴比妥、10% 的水合氯醛等。

（4）抗生素：应用青霉素或甲硝唑。

四、新生儿巨细胞病毒感染

1. 概述

（1）巨细胞病毒感染由人类巨细胞病毒引起（人类先天性病毒感染中最常见的病原体）。

（2）母孕期初次感染（原发感染）或母孕期免疫力下降潜伏感染重新激活（复燃）和不同抗原 CMV 感染时（又称再发感染），病毒通过胎盘感染胎儿称先天性感染。

（3）新生儿出生时经产道吸入含 CMV 的分泌物为出生时感染。

（4）出生后不久接触母亲含有 CMV 的唾液、尿液、摄入带病毒的母乳（主要途径）、输血引起的感染称出生后感染。

2. 临床表现

（1）先天性感染（宫内感染）

①母为原发感染时，30%~50% 的胎儿被感染，可引起流产、死胎、宫内发育迟缓等。

②母为再发感染时，仅 0.5%~3% 的胎儿被感染。

③常见症状有黄疸、肝功能损害、呼吸窘迫、心肌炎、皮肤瘀斑等。

④常见后遗症有感觉性神经性耳聋，智力、运动发育障碍，甚至脑性瘫痪、癫痫等。

（2）出生时或出生后感染

①潜伏期为 4～12 周，多数表现为亚临床感染。

②新生儿期主要表现为肝炎和间质性肺炎，足月儿常呈自限性经过，预后一般良好。

③早产儿还可表现为单核细胞增多症、血液系统损害、心肌炎等，死亡率高达 20%。

④输血传播可引起致命性后果。

3. 实验室检查

（1）病毒分离：尿标本中病毒量最高，特异性最强，多次尿培养分离提高诊断阳性率。

（2）CMV 标志物检测：DNA 杂交试验，PCR 技术等。

（3）检测血清中 CMV－IgG、IgM、IgA 抗体。

①脐血或新生儿生后 2 周内血清中检出 IgM、IgA 抗体是先天性感染的标志。

②IgG 可通过胎盘，从母体获得的 IgG 在生后逐渐下降，6～8 周降至最低点，若血清 IgG 滴度升高持续 6 个月以上，提示宫内感染。

4. 治疗

（1）更昔洛韦

①是治疗症状性先天性 CMV 感染的首选药物。应用指征：①有中枢神经系统累及的先天性 CMV 感染；②有明显活动期症状的 CMV 感染，如肺炎、肝炎或脑炎等。

②无症状性 CMV 感染，或轻症，尤其是生后感染，可暂不用该药。

（2）治疗并发症有听力障碍者应早期干预，必要时可应用人工耳蜗。

五、先天性梅毒

（一）概述

先天性梅毒是指梅毒螺旋体由母体经胎盘进入胎儿血液循环所致胎儿感染。多发生在妊娠4个月后，胎儿感染与母亲梅毒的病程及妊娠期是否治疗有关。孕母早期感染且未经治疗时，其胎儿几乎均会受累，其中50%的胎儿发生流产、早产、死胎或在新生儿期死亡。存活者2岁以内为早期梅毒（感染和炎症的结果）；2岁后为晚期梅毒，主要为早期感染遗留的畸形或慢性损害。

（二）临床表现

1. 大多数患儿出生时无症状，而于2~3周后逐渐出现症状。

2. 早期先天性梅毒

（1）多见于早产儿、低出生体重儿或小于胎龄儿；生后的发育、营养状况落后于同胎龄儿。

（2）常见症状

①皮肤黏膜损害：鼻炎（早期特征）；"鞍鼻"；声嘶（累及喉部）；皮疹，掌、跖部还可见梅毒性天疱疮。

②骨损害：多数无临床体征，少数可因剧痛而致"假瘫"。

③全身淋巴结肿大：滑车上淋巴结肿大有诊断价值。

④肝脾大。

⑤血液系统：表现为贫血、血小板减少及 Coombs 试验阴性的溶血性贫血。

⑥中枢神经系统症状：在新生儿期罕见，多在生后3~6个月时出现脑膜炎症状，脑脊液中淋巴细胞数增高，蛋白呈中度增高，糖正常。

3. 晚期先天性梅毒 症状出现在 2 岁后，包括楔状齿、马鞍鼻、间质性角膜炎、神经性耳聋、智力发育迟缓等。

（三）诊断

主要根据母亲病史、临床表现及实验室检查（RPR 试验、荧光螺旋体抗体吸附试验等）。

（四）治疗

首选青霉素，每次 5 万 U/kg，每 12 小时 1 次，静脉滴注，7 天后改为每 8 小时 1 次，共 10～14 天。青霉素过敏者可用红霉素，每日 15mg/kg，连用 12～15 日，口服或注射。疗程结束后应在 2 个月、4 个月、6 个月、9 个月、12 个月时追踪监测 VDRL 试验，直至其滴度持续下降或阴性。

第十二节　新生儿坏死性小肠结肠炎

一、概述

新生儿期常见的严重胃肠道疾病，多见早产儿，以腹胀、呕吐、便血为主要临床表现，腹部 X 线检查以肠壁囊样积气为特征。

二、临床表现

1. 多见于早产儿和极低出生体重儿。

2. 本病的典型表现为腹胀、呕吐、血便。

3. 初期腹胀、呕吐、呼吸窘迫、血便，晚期可发展为休克、DIC、呼衰、死亡。

4. 查体可见肠型，腹壁发红，部分患儿右下腹肌紧张、压痛，肠鸣音减弱或消失。

5. 常见并发症为肠穿孔和腹膜炎。

三、实验室检查

1. 实验室检查　WBC 增高或降低，血小板减少，血糖异常，代谢性酸中毒等。

2. 腹部 X 线检查　有诊断意义。

（1）表现为麻痹性肠梗阻、肠壁间隔增宽、肠壁积气、门静脉充气征、部分肠袢固定（表明该段肠管病变严重）、腹水和气腹。

（2）肠壁积气和门静脉充气征为本病的特征性表现，可与一般麻痹性肠梗阻鉴别。

3. 腹部超声　有助于诊断。

四、诊断

典型病例（腹胀、呕吐和血便）＋腹部 X 线改变等，不难诊断。目前临床多采用修正 Bell – NEC 分级标准。

五、治疗

1. 禁食　绝对禁食及胃肠减压，Ⅰ 期 72 小时，Ⅱ 期 7～10天，Ⅲ 期 14 天或更长。

2. 抗感染　一般可选氨苄西林、哌拉西林或第 3 代头孢菌素。抗生素疗程一般需 7～10 天，重者 14 天或更长。

3. 支持疗法　维持水、电解质平衡。

4. 外科治疗　肠穿孔是 NEC 手术治疗的绝对指征。

六、预后

Ⅰ 期、Ⅱ 期患儿远期预后良好。经手术患儿，25% 留有胃肠道远期后遗症，有部分患儿可发生吸收不良、胆汁淤积等远期并发症。

七、预防

母乳喂养是预防本病的重要措施之一，应作为早产儿的首选饮食方案。

第十三节　新生儿出血症

一、概述

由于维生素 K 缺乏而导致体内某些维生素 K 依赖凝血因子（Ⅱ、Ⅶ、Ⅸ、Ⅹ）活性降低的出血性疾病。

二、病因

肝脏储存维生素 K 量低、合成减少、摄入少、吸收少。

三、临床表现

早发型	出生后 24 小时内发病，轻者仅有皮肤少量出血或脐残端渗血，重者表现为皮肤消化道、头颅等多部位、器官出血
经典型	出生后 2~7 天发病，早产儿可迟至生后 2 周发病。表现为皮肤瘀斑、脐残端渗血、胃肠道出血等，常为自限性
晚发型	生后 1~3 个月发病，多见于纯母乳喂养、慢性腹泻者。除皮肤、胃肠道等常见部位出血外，可有颅内出血且死亡率高

四、辅助检查

1. 凝血酶原时间（PT）明显延长是诊断的重要指标。

2. 活性Ⅱ因子与Ⅱ因子总量比值 <1 提示维生素 K 缺乏。

3. PIVKA – Ⅱ测定（维生素 K 缺乏诱导蛋白）。

4. 维生素 K 测定。

五、治疗

出血者给予维生素 K_1 1 ~ 2mg 静脉滴注，出血可迅速停止。出血严重者可输新鲜冰冻血浆 10 ~ 20ml/kg 来提高血浆中有活性的凝血因子水平。

第十四节　新生儿低血糖和高血糖

一、新生儿低血糖

1. 定义　我国新生儿低血糖的诊断标准是血糖 <2.2mmol/L。

2. 临床表现

（1）无症状性：诊断主要依靠血糖监测。

（2）症状性：低血糖患儿可出现嗜睡、食欲缺乏、喂养困难、发绀、呼吸暂停、面色苍白、低体温甚至昏迷。也可能出现烦躁、激惹、震颤、反射亢进、高调哭声甚至抽搐。

3. 实验室检查

（1）血糖测定：床旁试纸条血糖分析仪用来动态监测血糖。

（2）持续性低血糖应测血胰岛素、胰高血糖素、甲状腺功能、生长激素、皮质醇等。

（3）高胰岛素血症时可行胰腺 B 超或 CT 检查；疑有糖原累积症时可行肝活检测定肝糖原和酶活力。

4. 治疗

（1）无症状但能进食者，先进食并密切监测血糖，如无改善，则静脉输入葡萄糖 6～8mg/（kg·min），并根据血糖监测结果调整输液速度。

（2）症状性低血糖

①可先给予一次剂量的 10% 葡萄糖 200mg/kg（2ml/kg），按每分钟 1.0ml 静脉注射；以后改为 6～8mg/（kg·min）维持，以防低血糖反跳。

②持续时间较长者可加用氢化可的松或泼尼松。

③极低体重早产儿对糖耐受性差，输糖速率 ＞6～8mg/（kg·min）易致高血糖症。

（3）持续低血糖

①首选二氮嗪，如无效可用二线药物生长抑素类如奥曲肽静注。

②高血糖素静注，仅作为短期用药。

③药物治疗无效者需手术治疗。

④先天性代谢缺陷患儿应给予特殊饮食疗法。

二、新生儿高血糖

1. 定义　新生儿全血血清葡萄糖 ＞7.0mmol/L，或血清葡萄糖水平 ＞8.40mmol/L 为新生儿高血糖的诊断标准。

2. 临床表现

（1）轻者可无症状，血糖增高显著或者持续时间长的患儿可发生高渗血症、高渗透性利尿，出现脱水、烦渴、多尿甚至发生颅内出血等。

（2）新生儿糖尿病可出现尿糖阳性、尿酮体阴性或阳性。

3. 防治

（1）早产儿，尤其是极低出生体重儿输糖速率应 ≤5～

6mg/（kg·min），根据血糖水平调节输糖速率。

（2）轻度、短暂（24～48小时）高血糖可通过减慢葡萄糖输注速率纠正。

（3）治疗原发病、纠正脱水及电解质紊乱。

（4）当高血糖不易控制且空腹血糖水平＞14mmol/L时应给胰岛素，血糖正常后停用。

第十五节　新生儿低钙血症

一、概述

新生儿低钙血症指血清总钙＜1.75mmol/L（7mg/dl），血清游离钙＜1mmol/L（4mg/dl），是新生儿惊厥的常见原因之一。

二、病因

1. 早期低血钙　发生于72小时内，常见于早产儿、小于胎龄儿、糖尿病及妊娠高血压疾病母亲所生婴儿。

2. 晚期低血钙　发生于72小时后，常发生于牛乳喂养的足月儿，主要是因为牛乳磷含量高，钙/磷比不适宜，导致钙吸收差。

3. 其他　使用碱性药物，使血清游离钙变为结合钙；输注库存血、长期使用利尿剂。

三、临床表现

1. 症状多出现于出生后5～10天。主要表现为呼吸暂停、激惹、烦躁不安、肌肉抽搐，重者发生惊厥，手足搐搦和喉痉挛在新生儿少见。发作间期一般情况良好，但肌张力稍高，腱反射增强，踝阵挛可呈阳性。

2. 早产儿通常无明显症状体征。但极低和超低出生体重儿可表现为生长发育延迟，严重者出现佝偻病样症状，甚至发生骨折。

四、辅助检查

1. 血清总钙 < 1.75mmol/L（7mg/dl），血清游离钙 < 1.0mmol/L（4mg/dl）。

2. 血清磷常 >2.6mmol/L（8mg/dl），碱性磷酸酶多正常。

五、治疗

1. 补充钙剂

（1）凡因严重低钙导致惊厥发作或心力衰竭时，需立即静脉补钙。10%葡萄糖酸钙溶液（含元素钙9mg/ml）每次 1~2ml/kg，缓慢推注，必要时间隔6~8小时再给药1次，每日最大剂量为6ml/kg。惊厥停止后可口服补充元素钙50~60mg/（kg·d），病程长者可持续2~4周，以维持血钙在2~2.3mmol/L为宜。

（2）不伴有惊厥发作，但血清游离钙 <1mmol/L 或血清游离钙 <0.8mmol/L 时，应静脉持续补充元素钙40~50mg/（kg·d）。

（3）对于某些新生儿，如患有严重 RDS、窒息、感染性休克，以及 PPHN 等，也应持续静脉补钙，使血清游离钙维持在1.2~1.5mmol/L 或 1~1.4mmol/L，以预防低钙血症的发生。

（4）注意事项：静注时应密切监测心率和心律变化，并防止钙剂外溢致组织坏死和皮下钙化。

2. 补充镁剂　若使用钙剂后惊厥仍不能控制，应检查血镁。

3. 补充维生素 D 甲状旁腺功能不全者长期口服钙剂的同时还应给予维生素 D_2。

4. 调整饮食 改用母乳或钙磷比例适当的配方奶。

第十六节 新生儿脐部疾病

一、脐炎

1. 概述

（1）脐炎是指细菌从脐残端侵入并繁殖所引起的急性炎症，以金黄色葡萄球菌最常见。

（2）轻者脐轮与脐周皮肤红肿，或伴有少量脓性分泌物。

（3）重者脐部和脐周明显红肿发硬，脓性分泌物量多，可向周围皮肤或组织扩散，引起腹壁蜂窝织炎、皮下坏疽、腹膜炎、败血症等。

2. 治疗

（1）轻者局部用3%过氧化氢溶液或碘伏清洗，每日2~3次。

（2）脐周有扩散或伴有全身症状者需选用抗生素静脉注射；如有脓肿形成，则需切开引流。

二、脐疝

1. 由于脐环关闭不全或薄弱，腹腔脏器由脐环处向外突出到皮下，形成脐疝。疝囊为腹膜及其外层的皮下组织和皮肤，囊内为大网膜和小肠，与囊壁一般无粘连。

2. 哭闹时脐疝外凸明显，安静时用手指压迫疝囊可回纳，通常不发生嵌顿。

3. 出生后1年内腹肌逐渐发达，多数疝环逐渐狭窄、缩小，自然闭合，预后良好。疝囊较大且2岁以上仍未愈合者可手术修补。

三、脐肉芽肿

1. 指断脐后创面受异物刺激、反复摩擦或感染等，在局部形成小的肉芽组织增生。

2. 脐肉芽组织表面湿润，有少许黏液或黏液脓性渗出物，可用碘伏一日数次清洁肉芽组织表面，预后良好。顽固肉芽组织增生者，呈灰红色，表面有血性分泌物，用10%硝酸银烧灼或消毒剪剪除。

第十七节　新生儿产伤性疾病

一、头颅血肿

1. 临床表现

（1）多见于一侧头顶部，血肿在生后数小时至数天逐渐增大，不超越骨缝，边界清楚，有波动感，其表面皮肤颜色正常。

（2）由于血肿内红细胞破坏增多，常致黄疸加重或黄疸持续时间延长。

2. 诊断和鉴别诊断

（1）大多自然分娩或有器械助产史（产钳或胎头吸引）及头颅血肿的临床表现。

（2）鉴别诊断

①头皮水肿（产瘤、先锋头）：多发生在头先露部位，出生时即可发现，肿块边界不清、不受骨缝限制，头皮红肿、压之凹陷、无波动感，出生2~3天即消失。

②帽状腱膜下出血：帽状腱膜与骨膜间出血。因无骨缝限制，故出血量较大。头颅外观呈广泛性肿胀，有波动感，但可

超过骨缝。

3. 治疗

（1）无并发症的头颅血肿不需要治疗。

（2）血肿伴高胆红素血症达到光疗指征者应给予蓝光治疗，血肿继发性感染者需抗感染治疗，必要时需外科切开引流。

二、锁骨骨折

1. 临床表现

（1）大部分患儿无明显症状，故极易漏诊，多因其他情况摄胸片时发现。

（2）患儿病侧上肢活动减少或被动活动时哭闹。触诊发现双侧锁骨不对称，局部软组织肿胀，有压痛，患侧拥抱反射减弱或消失。

2. 实验室检查 局部 X 线片有助于明确诊断。

3. 治疗

（1）青枝骨折一般不需治疗。

（2）随着婴儿生长发育，错位及畸形可自行消失。

（3）可在患侧腋下置一软垫，患肢以绷带固定于胸前，2周左右可形成骨痂。

三、臂丛神经麻痹

1. 临床表现

分类	损伤神经根	临床表现
上臂型（最常见）	C_5、C_6	①患侧整个上肢下垂、内收，不能外展及外转 ②前臂内收，伸直，不能旋后或弯曲 ③腕、指关节屈曲，受累侧拥抱反射不能引出

续表

分类	损伤神经根	临床表现
中臂型	C_7	①前臂、腕、手的伸展动作丧失或减弱 ②肱三头肌、拇指伸肌为不完全麻痹 ③受累侧拥抱反射通常不能引出
下臂型 （少见）	C_8、T_1	①腕部屈肌及手肌无力，握持反射弱。 ②T_1的交感神经纤维受损，可引起受损侧 Horner 综合征，表现为瞳孔缩小，睑裂变窄等

2. 诊断　磁共振可确定病变部位，肌电图检查及神经传导试验也有助于诊断。

3. 预后

（1）取决于受损程度，若损伤为神经功能性麻痹，数周内可完全恢复。

（2）生后第 1 周开始做按摩及被动运动，大部分病例可于治疗后 2～3 个月内获得改善和治愈，如为神经撕裂则多留有永久性麻痹。

四、面神经麻痹

1. 临床表现　面瘫部位与胎位有密切关系，常为一侧，眼不能闭合、不能皱眉，哭闹时面部不对称，患侧鼻唇沟浅、口角向健侧歪斜。

2. 治疗

（1）患儿预后良好，多在生后 1 个月内能自行恢复。

（2）如因神经撕裂持续 1 年未恢复者需行神经修复术治疗。

小结速览

新生儿与新生儿疾病
- 新生儿分类：按胎龄、出生1小时体重等划分
  正常足月儿及早产儿的特点与护理比较
- 新生儿窒息
  - 病因：本质是缺氧
  - 表现：胎儿宫内窘迫、Apgar评分评估、多脏器受损等
  - 治疗：ABCDE复苏方案、正压通气、药物治疗等
- 新生儿缺氧缺血性脑病
  - 病因：围生期窒息
  - 临床分度：依意识、肌张力、原始反射、惊厥等区分
  - 治疗：支持治疗、控制惊厥、治疗脑水肿等
- 新生儿颅内出血
  - 表现：神志改变、呼吸改变、颅内压力增高等
  - 诊断：头颅影像学检查确诊
  - 治疗：支持治疗、止血、降低颅内压等
- 新生儿呼吸窘迫综合征
  - 病因：PS缺乏
  - 临床表现：呼吸急促、青紫、吸气性三凹征、肺部呼吸音减低等
  - 辅助检查：血气分析、X线（确诊）
  - 治疗：一般治疗、氧疗和辅助通气、PS替代疗法等
- 新生儿黄疸
  - 胆红素代谢的特点
  - 生理性与病理性黄疸：胆红素水平、持续时间等不同
- 新生儿溶血病
  - ABO溶血和Rh溶血
  - 并发症：胆红素脑病（最严重）
  - 治疗：产前治疗、新生儿期治疗（光照疗法、换血疗法、药物治疗）
- 新生儿败血症
  - 病因：我国以葡萄球菌和大肠埃希菌感染多见
  - 表现：无特异性和"五不"症状
  - 治疗：抗生素、支持、免疫治疗及处理严重并发症

第七章 免疫性疾病

● **重点** 川崎病的临床表现及治疗。
○ **难点** 过敏性紫癜的临床表现。
★ **考点** 风湿热的表现及治疗。

第一节 概　　述

一、小儿免疫系统发育特点

1. 单核/巨噬细胞　新生儿单核细胞发育已完善，因缺乏辅助因子，其趋化、黏附、吞噬、氧化杀菌以及产生 G - CSF、IL - 8、IL - 6、IFN - 7、IL - 12 和抗原提呈能力均较成人差。

2. 中性粒细胞　生后 12 小时外周血中性粒细胞计数较高，72 小时后渐下降，继后逐渐上升达成人水平。

3. T 淋巴细胞及细胞因子

（1）成熟 T 细胞占外周血淋巴细胞 80%，外周血淋巴细胞计数可反映 T 细胞数量。

（2）TH 亚群、细胞因子、NK 和 ADCC。

4. B 淋巴细胞及 Ig

（1）B 细胞表型和功能：胎儿、新生儿有产 IgM 的 B 细胞，无产生 IgG、IgA 的 B 细胞。

（2）IgM：胎儿期可产，生后更快，男孩于 3 岁时、女孩于 6 岁时达成人血清水平。

（3）IgA：发育最迟，至青春后期或成人期才达成人水平。

5. 补体和其他免疫分子

（1）补体：新生儿是其母亲 50% ~ 60%，生后 3 ~ 6 个月达成人水平。

（2）其他免疫分子：新生儿血浆纤连蛋白浓度仅为成人 1/3 ~ 1/2，未成熟儿更低。

第二节　原发性免疫缺陷病

一、概述

1. 免疫缺陷病是指因免疫细胞和免疫分子发生缺陷引起的机体抗感染免疫功能低下或免疫功能失调的一组临床综合征。

2. 免疫缺陷病可为**遗传性**，即由不同基因缺陷导致免疫系统功能损害的疾病，称为**原发性免疫缺陷病**（PID）；也可为出生后环境因素影响免疫系统，如感染、营养紊乱和某些疾病状态所致，称为**继发性免疫缺陷病**（SID）。

二、PID 分类

共分九大类，即联合免疫缺陷、具有综合征特点的联合免疫缺陷、抗体为主的免疫缺陷、免疫失调性疾病、先天性吞噬细胞数量和（或）功能缺陷、固有免疫缺陷、自身炎症性疾病、补体缺陷和原发性免疫缺陷病拟表型。

三、我国常见的 PID

1. X – 连锁无丙种球蛋白血症（XLA）　通常于生后 4 个月及以后起病，易发生上下呼吸道化脓性感染和肠道病毒感染。

2. X – 连锁高免疫球蛋白 M 血症　中性粒细胞和血小板减

少，溶血性贫血，可伴胆管和肝脏疾病、机会性感染，以反复感染为特征。

3. 湿疹、血小板减少伴免疫缺陷 湿疹、反复感染和血小板减少三联征。

4. 慢性肉芽肿病 吞噬细胞细胞色素基因突变致使杀伤功能减弱，导致慢性化脓性感染，形成肉芽肿。

5. 严重联合免疫缺陷病

（1）T 细胞缺陷，B 细胞正常：出生后不久即发生严重细菌或病毒感染。

（2）T 和 B 细胞均缺如：常染色体隐性遗传。

6. 常见变异型免疫缺陷病 年长儿或青年人反复呼吸道感染，包括鼻窦炎、肺炎和支气管扩张。也易患胃肠道感染和肠病毒性脑膜炎。

四、PID 的共同临床表现

1. 反复和慢性感染 是最常见的表现，表现为反复、严重、持久、难治的感染。

2. 自身免疫性疾病 溶血性贫血、血小板减少性紫癜、中性粒细胞减少等。

3. 肿瘤 尤其容易发生淋巴系统肿瘤。

五、诊断

1. 病史和体检

（1）过去史：脐带延迟脱落是 LAD1 的重要线索。严重的麻疹和水痘病程提示细胞免疫缺陷。

（2）家族史：1/4 的患儿家族能发现因感染致早年死亡的成员。

2. 体格检查 严重或反复感染可致体重下降、发育滞后、营养不良、轻中度贫血和肝脾肿大。

3. 实验室检查

（1）初筛试验，在疾病的初期筛查过程中尤其重要。

（2）进一步检查。

（3）特殊或研究性试验。

六、治疗

1. 一般治疗 预防和治疗感染，适当的隔离，注重营养，加强家庭宣教等。

2. 替代治疗

（1）静脉注射免疫球蛋白：治疗指征仅限于低 IgG 血症。

（2）高效价免疫血清球蛋白（SIG）：包括破伤风、狂犬病的 SIG 等，预防高危患儿。

（3）血浆。

（4）其他替代治疗：新鲜白细胞，细胞因子治疗，酶替代治疗。

3. 免疫重建

（1）胸腺组织移植。

（2）造血干细胞移植：目前全球根治 PID 的主要方法。包括胎肝移植、骨髓移植、脐血造血干细胞移植、外周血干细胞移植。

4. 基因治疗

第三节 继发性免疫缺陷病

一、概述

1. 病因

（1）继发性免疫缺陷病（SID）是出生后因不利的环境因

素导致免疫系统暂时性功能障碍，一旦不利因素被纠正，免疫功能即可恢复正常。

（2）营养紊乱是儿童时期最常见的 SID 原因。

2. 临床表现和处理

（1）最常见的表现为反复呼吸道感染，可形成"营养不良 - 免疫功能下降 - 感染 - 加重营养不良"的恶性循环，构成了儿童时期重要的疾病谱。

（2）SID 的治疗原则是治疗原发性疾病，去除诱发因素。

二、获得性免疫缺陷综合征（艾滋病）

AIDS 是由人类免疫缺陷病毒（HIV）所引起的一种传播迅速、病死率极高的感染性疾病。

（一）病因

HIV 属 RNA 反转录病毒，HIV - Ⅰ和 HIV - Ⅱ均可引起 AIDS，但 HIV - Ⅱ致病性较 HIV - Ⅰ弱。

（二）流行病学

1. 传染源　患者和无症状病毒携带者。

2. 儿童 HIV 感染的传播方式

（1）母婴传播：是儿童传染的主要途径。

（2）血源传播。

（3）其他途径：如性接触传播、人工授精等，主要发生在成年人。

（三）病理

1. HIV 感染后可见淋巴结和胸腺等免疫器官病变。淋巴结呈反应性病变和肿瘤性病变两种。

2. HIV 常侵犯中枢神经系统，病变包括胶质细胞增生，灶性坏死，血管周围炎性浸润，多核巨细胞形成和脱髓现象。

（四）临床表现

1. AIDS 根据临床表现分为无临床表现（N）、轻度临床表现（A）、中度临床表现（B）和严重临床表现（C）。

（1）无临床表现（N）：儿童无任何感染的症状和体征，或仅有轻微临床表现中的一种情况。

（2）轻度临床表现（A）：儿童具有下列 2 个或更多的表现，但无中度和严重临床表现期的情况：淋巴结病（>0.5cm，发生在 2 个部位以上，双侧对称分布）；肝大；脾大；皮炎；腮腺炎；反复或持续性上呼吸道感染、鼻窦炎或中耳炎。

（3）中度临床表现（B）：除 A 类表现外，尚有以下表现。

①贫血（Hb<80g/L），中性粒细胞减少（$<1\times10^9$/L），或血小板减少（$<100\times10^9$/L），持续 30 天。

②细菌性脑膜炎、肺炎或败血症（纯培养）。

③6 个月婴儿持续 2 个月以上的口腔念珠菌病。

④心肌病。

⑤发生于出生后 1 个月内的巨细胞病毒感染、反复和慢性腹泻、肝炎。

⑥单纯疱疹病毒性口腔炎，1 年内发作 2 次以上；单纯疱疹病毒性毛细支气管炎、肺炎或食管炎发生于出生 1 个月内。

⑦带状疱疹至少发作 2 次或不同皮损部位。

⑧平滑肌肉瘤伴有 EB 病毒感染。淋巴样间质性肺炎或肺淋巴样增生综合征。

⑨肾病。

⑩诺卡菌属感染，持续发热 1 个月以上。

⑪弓形虫感染发生于出生后 1 个月内。

⑫播散性水痘。

（4）严重临床表现（C）

①严重反复和多发性细菌感染，如脓毒血症、肺炎等。

②念珠菌感染累及食管、气管、支气管和肺；深部真菌感染，呈播散性（肺、肺门和颈淋巴结以外的区域）。

③隐球菌感染伴持续腹泻1个月以上。

④巨细胞病毒感染发生于出生1个月内，累及肝、脾和淋巴结以外的区域。

⑤脑病：以下表现之一，持续2个月，找不到其他原因者。

a. 发生滞后或倒退，智能倒退。

b. 脑发育受损；头围测定证实为后天性小头畸形或CT/MRI证实为脑萎缩。

c. 后天性系统性运动功能障碍；瘫痪、病理性反射征、共济失调和敏捷运动失调，具有2项者。

⑥单纯疱疹病毒性黏膜持续1个月以上，或单纯疱疹病毒性支气管炎、肺炎或食管炎发生于出生1个月以后。

⑦组织胞浆菌累及肺、肺门和颈淋巴结以外的区域。

⑧卡波西肉瘤，淋巴瘤。

⑨结核病，肺外播散型。

⑩卡氏肺囊虫性肺炎。

⑪进行性多发性白质性脑病。

⑫沙门菌属（非伤寒）脓毒血症，反复发作。

⑬脑弓形虫感染发生于出生1个月以后。

⑭消耗综合征。

2. 结合免疫学状况又可分为无免疫学抑制（N1，A1，B1，C1）、中度免疫学抑制（N2，A2，B2，C2）和严重免疫学抑制（N3，A3，B3，C3）。

（五）实验室检查

1. 病原学诊断 病毒抗体检测、病毒分离、抗原检测、病毒核酸检测。

2. 免疫缺陷的实验诊断 血淋巴细胞亚群分析、各种机会性感染病原的检测。

(六) 诊断

婴儿出生后 6 周采集第一份血样本，若第一份血样本检测呈阳性反应，尽快再次采集第二份血样本进行检测。若两份均为阳性反应，诊断儿童 HIV 感染。

1. 小儿无症状 HIV 感染

（1）流行病史：HIV 感染母亲所生的婴儿；输入未经 HIV 抗体检测的血液或血液制品史。

（2）临床表现：无任何症状、体征。

（3）实验室检查：≥18 个月儿童，HIV 抗体阳性，经确认试验证实者；患儿血浆中 HIV RNA 阳性。

（4）**确诊标准**：①≥18 个月小儿，具有相关流行病学史，实验室检查中任何一项阳性可确诊；②<18 个月小儿，具备相关流行病学史，2 次不同时间的血浆样本 HIV RNA 阳性可确诊。

2. 小儿 AIDS

（1）流行病学史：同无症状 HIV 感染。

（2）小儿 AIDS 的特点

①HIV 感染后，潜伏期短、起病较急、进展快。

②偏离正常生长曲线的生长停滞是小儿 HIV 感染的一种特殊表现。

③易发生反复的细菌感染，特别是对多糖荚膜细菌更易感染。

④慢性腮腺炎和淋巴细胞性间质性肺炎常见。

⑤婴幼儿易发生脑病综合征，且发病早、进展快、预后差。

（3）实验室检查：HIV 抗体阳性并经确认试验证实，患儿血浆中 HIV RNA 阳性；外周血 CD4$^+$ T 淋巴细胞总数减少，CD4$^+$ T 细胞占淋巴细胞数百分比减少。

（4）**确诊标准**：患儿具有一项或多项临床表现，≥18 个月患儿 HIV 抗体阳性（经确认试验证实）或 HIV RNA 阳性可确诊；<18 个月患儿 2 次不同时间的样本 HIV RNA 阳性可确诊。有条件应做 CD4$^+$T 淋巴细胞计数和百分比以评估免疫状况。

（七）治疗

1. 用抗病毒药物的指征

（1）HIV 感染的临床症状，包括临床表现 A、B 或 C。

（2）CD4$^+$T 淋巴细胞绝对数或百分率下降，达到中度或严重免疫抑制。

（3）年龄在 1 岁以内的患儿，无论其临床、免疫学或病毒负荷状况。

（4）年龄大于 1 岁患儿，无临床症状。

2. 抗病毒治疗　单用一种药物治疗效果差，目前提倡 2 种以上药物联合治疗。

（1）核苷类反转录酶抑制剂。

（2）非核苷类反转录酶抑制剂。

（3）蛋白酶抑制剂。

3. 免疫学治疗、支持及对症治疗、抗感染和抗肿瘤治疗

（八）预防

儿童 AIDS 病的预防应注意以下几项。

1. 普及艾滋病知识，减少育龄期女性感染 HIV。

2. HIV 感染者避免妊娠，HIV 感染或 AIDS 孕妇应规劝其终止妊娠或尽量剖宫产。

3. 严格禁止高危人群献血。

4. HIV 抗体阳性母亲及新生儿应服用 AZT，以降低母婴传播。

5. 严格控制血液及各种血制品的质量。

6. 疫苗预防。

第四节　风湿性疾病概述

1. 自身免疫反应是由于不同原因（包括物理、化学和生物学因子）诱导的宿主异常免疫反应，将自身组织和细胞作为靶向。若此种自身免疫反应异常强烈，引起组织严重持久的结构和功能破坏，出现临床症状，即称为自身免疫性疾病。

2. 风湿性疾病是一组病因不明的自身免疫性疾病，因主要累及不同脏器的结缔组织，故曾称为结缔组织疾病。虽然其病因不明，但一般认为大多数风湿性疾病的发病机制均有其共同规律，即感染原刺激具有遗传学背景的个体，发生异常免疫反应所致。

3. 除经典的风湿性疾病（如风湿热、系统性红斑狼疮、皮肌炎、硬皮病、幼年特发性关节炎等）外，许多以往病因不明的血管炎性综合征，如过敏性紫癜、川崎病等，现已明确纳入风湿性疾病的范畴。

第五节　风　湿　热

一、概述

1. 风湿热是由咽喉部感染 **A 组乙型溶血性链球菌**后发生的急性或慢性的风湿性疾病。主要累及心脏、关节、皮肤和皮下组织，偶累及中枢神经系统等。临床表现以关节炎和心脏炎为主，可伴有发热、皮疹、皮下结节、舞蹈病等。

2. 本病发作呈自限性，急性发作时通常以关节炎较为明显，发作后常遗留轻重不等的心脏损害，尤其以瓣膜病变最为显著，形成慢性风湿性心脏病或风湿性心瓣膜病。发病可见于任何年龄，最常见为 5~15 岁的儿童和青少年。

二、临床表现

1. 特点

（1）急性风湿热发生前 1~6 周常有链球菌感染后咽峡炎病史。

（2）多急性起病，有游走性多发性关节炎、心脏炎、皮下结节、环形红斑、舞蹈病 5 个主要表现，可单独或合并出现。

（3）发热和关节炎是最常见的主诉。

2. 一般表现

（1）急性起病者发热在 38~40℃间，热型不规则，1~2 周后转为低热。

（2）隐匿起病者仅为低热或无发热。且有精神不振、疲倦、胃纳不佳、面色苍白等。

（3）如未经治疗，一次急性风湿热发作一般不超过 6 个月，未预防性治疗的可反复发作。

3. 心脏炎 首次于起病 1~2 周内出现，以心肌炎和心内膜炎最多见。

（1）心肌炎：轻者无症状，重者伴不同程度的心衰。

（2）心内膜炎：主要累及二尖瓣和主动脉瓣，导致关闭不全；反复发作形成瘢痕导致心脏瓣膜病。

（3）心包炎

①心前区疼痛、心包摩擦音伴有颈静脉怒张、肝大等心包填塞表现。

②积液量多时心前区搏动消失，心音遥远。X 线检查心影向两侧扩大呈烧瓶形；超声心动图可确诊少量心包积液。

4. 关节炎

（1）游走性多发性关节炎，以膝、踝、肘、腕等大关节为主。

（2）关节红肿热痛、活动障碍，症状消失后不留畸形。

5. 舞蹈病

（1）全身或部分肌肉的不自主快速运动，兴奋和注意力集中时加剧、入睡后消失。

（2）舞蹈病病程1~3个月，少数患儿遗留后遗症，如性格改变、偏头痛等。

6. 皮肤症状　环形红斑、皮下结节（坚硬无痛结节，与皮肤不粘连）。

三、辅助检查

1. 链球菌感染证据　20%~25%患儿咽拭子培养可发现A组乙型溶血性链球菌，链球菌感染1周后血清抗链球菌溶血素O（ASO）开始上升，2个月后逐渐下降。

2. 风湿热活动指标　白细胞、中性粒细胞高、血沉快、CRP（＋）等，仅能反映疾病的活动情况，无特异性。

四、诊断标准

风湿热的诊断有赖于临床表现和实验室检查的综合分析。

修订的 Jones 诊断标准

主要表现	次要表现	链球菌感染证据
1. 心脏炎	1. 临床表现	
（1）杂音	（1）既往风湿热病史	1. 近期患过猩红热
（2）心脏增大	（2）关节痛	
（3）心包炎	（3）发热	2. 咽拭子培养溶血性链球菌阳性
（4）充血性心力衰竭	2. 实验室检查	
2. 多发性关节炎	（1）ESR增快，CRP阳性，白细胞增多，贫血	3. ASO 或风湿热抗链球菌抗体增高
3. 舞蹈病	（2）心电图：P－R间期延长，Q－T间期延长	
4. 环形红斑		
5. 皮下小节		

五、治疗

1. 休息 期限取决于心脏受累程度和心功能状态。

（1）急性期无心脏炎患儿建议卧床休息 **2** 周。

（2）心脏炎无心力衰竭患儿建议卧床休息 **4** 周。

（3）心脏炎伴充血性心力衰竭患儿则需卧床休息至少 **8** 周。

2. 清除链球菌 青霉素 2 周。

3. 抗风湿热治疗 心脏炎宜早期使用糖皮质激素治疗，无心脏炎的患儿可用非甾体类抗炎药，如阿司匹林。

4. 其他治疗

（1）有充血性心力衰竭时应视为心脏复发，及时给予大剂量静脉注射糖皮质激素，应慎用或不用洋地黄制剂。

（2）低盐饮食、氧气吸入，给予利尿剂和血管扩张剂等。

（3）舞蹈病时可用苯巴比妥、地西泮等镇静剂。关节肿痛时应予制动。

第六节　幼年特发性关节炎

一、概述

幼年特发性关节炎（JIA）是儿童时期常见的风湿性疾病。以慢性关节滑膜炎为主要特征，伴全身多脏器功能损害。是小儿时期残疾或失明的重要原因。儿童时期（16 岁以下）不明原因关节肿胀、疼痛持续 6 周以上者，即为 JIA。

二、分类及临床分型

1. 全身型 JIA 每日发热至少 2 周以上，伴有关节炎（发热时加剧），同时伴随①～④项中的一项或更多症状。

①短暂的、非固定的红斑样皮疹（发热疹出、热退疹退）。

②淋巴结肿大。

③肝脾大。

④浆膜炎：如胸膜炎及心包炎。

2. 多关节型，类风湿因子阴性

（1）定义：发病最初 6 个月有 5 个及以上关节受累，类风湿因子阴性。

（2）任何年龄均可起病，起病有两个高峰，即 1～3 岁和 8～10 岁。

（3）女孩多于男孩，慢性、对称性、多发性关节炎。

3. 多关节型，类风湿因子阳性

（1）定义：发病最初 6 个月有 5 个及以上关节受累，类风湿因子阳性。

（2）以女孩多见，多于儿童后期起病。

（3）表现基本上与成人 RA 相同。关节症状较 RF（－）为重，后期可侵犯髋关节，发生关节强直变形。

（4）本型可出现类风湿结节。

4. 少关节型关节炎

（1）定义：发病最初 6 个月有 1～4 个关节受累。

（2）疾病又分两个亚型。

①持续型少关节型 JIA：整个疾病过程中关节受累均在 4 个以下。

②扩展型少关节型 JIA：在疾病发病后 6 个月发展成关节受累≥5 个。

（3）女孩多见，起病多在 5 岁以前。膝、肘大关节多发，常为非对称性。

5. 与附着点炎症相关的关节炎

（1）关节炎合并附着点炎症或关节炎或附着点炎症，伴有以下至少 2 项。

①骶髂关节压痛或炎症性腰骶部及脊柱疼痛，而不局限在颈椎。

②HLA – B27 阳性。

③6 岁以上的男性患儿。

④家族史中一级亲属有 HLA – B27 相关的疾病（强直性脊柱炎、与附着点炎症相关的关节炎、急性前葡萄膜炎或骶髂关节炎）。

（2）以男孩多见，多于 6 岁以上起病。四肢关节炎常为首发症状，但以下肢大关节如髋、膝、踝关节受累为多见，表现为红、肿、痛和活动受限。

6. 银屑病性关节炎

（1）1 个或更多的关节炎合并银屑病，或关节炎合并以下 2 项。

①指（趾）炎。

②指甲凹陷或指甲脱离。

③家族史中一级亲属有银屑病。

（2）女性多见，表现为一个或几个关节受累，常为不对称性。

（3）大约有半数以上患儿有远端指间关节受累及指甲凹陷。

7. 未分类的关节炎　不符合上述任何一项或符合上述两项以上类别的关节炎。

三、辅助诊断

1. 炎症反应的证据　血沉明显加快，但少关节型患者的血

沉结果多数正常。在多关节型和全身型患者中急性期反应物
（C反应蛋白、IL－1和IL－6等）增高，有助于了解疾病活动
情况。

2. 自身抗体

（1）RF：阳性者提示关节病变严重。

（2）ANA：40%的患儿出现低中滴度的ANA。

3. X线　早期（病程1年内）仅显示软组织肿胀，关节周
围骨质疏松，关节附近呈现骨膜炎。晚期可见到关节面骨破坏，
以手腕关节多见。

四、诊断依据

16岁以下儿童不明原因关节肿胀，持续6周以上者，诊断
为幼年特发性关节炎。必须除外相关疾病。

五、鉴别诊断

1. 以高热、皮疹等全身症状为主者的鉴别

（1）全身感染：败血症、结核、病毒感染等。

（2）肿瘤性疾病：白血病、淋巴瘤、恶性组织细胞病等。

2. 以外周关节受累为主者　应与风湿热、化脓性关节炎、
关节结核等鉴别。

3. 与其他风湿性疾病合并关节炎相鉴别　如SLE、血管炎
综合征等。

4. JIA还需与以下疾病相鉴别　脊髓肿瘤、腰椎感染、椎
间盘病变、先天性髋关节病变以及溃疡性结肠炎、银屑病等。

六、治疗

1. 一般治疗　除急性发热外，不主张过多地卧床休息；定
期进行裂隙灯检查；心理治疗。

2. 药物治疗

（1）NSAID 类：萘普生或布洛芬，一般多种 NSAIDs 药物不联合使用以避免严重胃肠道反应。

（2）缓解病情抗风湿药：如甲氨蝶呤、柳氮磺胺吡啶、羟氯喹等。

3. 糖皮质激素

（1）虽可减轻 JIA 关节炎症状，但不能阻止关节破坏，长期使用不良反应大。

（2）适应证：全身型、多关节型、少关节型、虹膜睫状体炎等。

4. 生物制剂、理疗等

七、预后

JIA 患儿总体预后较好，但不同亚型 JIA 的预后具有很强的异质性。并发症主要是关节功能丧失和虹膜睫状体炎所致的视力障碍。JIA 病情极易反复，个别病例在历经数年缓解后到成人期偶尔也会出现复发。

第七节　过敏性紫癜

一、概述

1. 以小血管炎为主要病变的系统性血管炎。

2. 临床特点为血小板不减少性紫癜，常伴关节肿痛、腹痛、便血、血尿和蛋白尿。

3. 多发生于 2~8 岁的儿童，男孩多于女孩，春秋季发病多。

二、临床表现

1. 特点

（1）急性起病，首发症状以皮肤紫癜为主，少数以腹痛、关节炎或肾脏症状首先出现。

（2）起病前 1~3 周常有上呼吸道感染史，伴低热、食欲缺乏、乏力等全身症状。

2. 典型症状

（1）**皮肤紫癜（反复出现为本病特征）**

①好发臀部及四肢，对称分布，分批出现，新旧并存。

②初呈紫红色斑丘疹，高出皮面，压之不褪色，后转为暗紫色，终呈棕褐色而消退。

③少数重症者紫癜可融合成大疱伴出血性坏死，可伴荨麻疹和血管神经性水肿。

④一般 **4~6** 周后消退，部分间隔数周、数月后又复发。

（2）肾脏症状

①多数患儿出现血尿、蛋白尿和管型尿，伴血压增高及水肿，称紫癜性肾炎；少数呈肾病综合征表现。

②肾脏病变的轻重与预后密切相关。大多可恢复，少数发展为慢性肾炎，死于慢性肾衰竭。

（3）胃肠症状

①以阵发剧烈腹痛为主，常于脐周或下腹，伴呕吐，呕血少见。

②部分有黑便或血便，偶见并发肠套叠、肠梗阻或肠穿孔者。

（4）关节症状

①1/3 病例可有膝、踝、肘、腕等大关节肿痛，活动受限。

②关节腔有浆液性积液，一般无出血，可数日内消失，不

留后遗症。

三、诊断和鉴别诊断

具备典型皮疹紫癜，同时伴有以下四项之一者可以确诊，四项标准包括弥漫性腹痛、关节炎或关节痛、任何部位活检显示 IgA 免疫复合物沉积、肾损害。需与免疫性血小板减少性紫癜、风湿性关节炎、败血症、其他肾脏疾病和外科急腹症等鉴别。

四、治疗原则

1. 一般治疗　卧床休息，积极寻找和去除致病因素。

2. 糖皮质激素和免疫抑制剂

（1）激素对急性期腹痛和关节痛可予缓解，但不能预防肾脏损害的发生，亦不能影响预后，因此不建议使用激素预防紫癜发生。

（2）有消化道出血、血管性水肿、严重关节炎等，建议泼尼松 1～2mg/kg。

（3）严重过敏性紫癜肾炎可在激素基础上加免疫抑制剂。

3. 抗凝治疗

（1）阻止血小板聚集和血栓形成的药物：阿司匹林、双嘧达莫。

（2）肝素：如伴明显高凝状态，可予低分子肝素治疗。

五、预后

预后一般良好，病程一般为 1～3 个月。远期预后取决于肾脏是否受累及程度，难治性肾脏病变是主要死因。

第八节 川 崎 病

一、发病情况

川崎病又称为黏膜皮肤淋巴结综合征，部分未经治疗的患儿发生冠状动脉损害。本病呈散发或小流行，四季均可发病。发病年龄以婴幼儿多见。

二、临床表现

1. 主要表现

（1）**发热**：体温可达 39～40℃，持续 7～14 天或更长，呈稽留或弛张热型，抗生素治疗无效。

（2）**球结合膜充血**：于起病 3～4 天出现，无脓性分泌物，热退后消散。

（3）**唇及口腔表现**：唇充血皲裂，口腔黏膜弥漫充血，舌乳头突起、充血，呈草莓舌。

（4）**手足症状**：急性期手足硬性水肿和掌跖红斑，恢复期指（趾）端甲下和皮肤交界处出现膜状脱皮，指（趾）甲有横沟，重者指（趾）甲亦可脱落。

（5）**皮肤表现**：多形性红斑和猩红热样皮疹，常在第 1 周出现。肛周皮肤发红、脱皮。

（6）**颈淋巴结肿大**：单侧或双侧，表面不红，无化脓，可有触痛。

2. 心脏表现

（1）于病程 1～6 周可出现心包炎、心肌炎、心内膜炎、心律失常。

（2）冠状动脉损害多发生于病程第 2～4 周，也可发于疾病恢复期。

（3）心肌梗死和冠状动脉瘤破裂可致心源性休克或猝死。

3. 其他 间质性肺炎、无菌性脑膜炎、关节炎等。

三、诊断标准

1. 川崎病的诊断标准 发热 5 天以上，伴有下列 5 项临床表现中 4 项，排除其他疾病后即可诊断。

（1）四肢变化：急性期掌跖红斑，手足硬性水肿；恢复期指（趾）端膜状脱皮。

（2）多形性皮疹。

（3）眼结合膜充血，非化脓性。

（4）唇充血皲裂，口腔黏膜弥漫充血，舌乳头突起、充血呈草莓舌。

（5）颈部淋巴结肿大。

2. IVIG 非敏感型 KD 发病 10 天内接受 IVIG 2g/kg 治疗，36～48 小时后体温 >38℃，或给药后 2～7 天后再次发热，且至少符合一项 KD 诊断标准，可考虑为 IVIG 非敏感型 KD。

四、辅助检查

血液检查	血 WBC 增高，以中性粒细胞为主，核左移，血沉升高，轻度贫血、血沉加快等
心电图	心肌梗死有 ST 段明显抬高、T 波倒置及异常 Q 波
胸部平片	肺部纹理增多、模糊或有片状阴影
超声心动图	是最重要的辅助检查手段

五、鉴别诊断

本病需与渗出性多形性红斑、幼年特发性关节炎全身型、败血症和猩红热等发热出疹性疾病相鉴别。

六、治疗

1. 阿司匹林 每日 30 ~ 50mg/kg，分 2 ~ 3 次服用，热退后 3 天逐渐减量，2 周左右减至每日 3 ~ 5mg/kg，维持 6 ~ 8 周。

2. 静脉注射免疫球蛋白 推荐剂量 2g/kg，宜早期（10 天以内）用，防冠状动脉病变，应同时合并应用阿司匹林。

3. 糖皮质激素 不宜单独应用。IVIG 治疗无效，有 IVIG 耐药风险者可早期使用糖皮质激素，可与阿司匹林和双嘧达莫合并应用。

4. 其他治疗 抗血小板聚集、对症治疗及心脏手术。

5. IVIG 非敏感型 KD 的治疗 继续 IVIG 治疗、糖皮质激素联合阿司匹林治疗。

小结速览

免疫性疾病
- 免疫缺陷病
  - 原发性（表现）：反复和慢性感染、自身免疫性疾病、肿瘤
  - 继发性：反复呼吸道感染
- 获得性免疫缺陷综合征
  - 病因：HIV（RNA 反转录病毒）
  - 表现：无表现（N）；轻度（A）；中度（B）；严重（C）
  - 治疗：抗病毒、免疫学、支持及对症治疗等

免疫性疾病

- 风湿热
  - 病因：A 组乙型溶血性链球菌感染
  - 表现：心脏炎、关节炎、皮下结节、舞蹈病等
  - 治疗：休息、清除链球菌、抗风湿热治疗等
- 幼年特发性关节炎
  - 表现：慢性关节滑膜炎
  - 治疗：药物治疗（NSAID 类、甲氨蝶呤等）、糖皮质激素等
- 过敏性紫癜
  - 表现：血小板不减少性紫癜、关节肿痛、腹痛、血尿等
  - 治疗：糖皮质激素、免疫抑制剂、抗凝治疗等
- 川崎病
  - 表现：发热、多形性皮疹、球结合膜充血、颈淋巴结肿大等
  - 治疗：阿司匹林、静注免疫球蛋白、糖皮质激素等

第八章 感染性疾病

> ● **重点** 脓毒症的临床表现及治疗。
> ○ **难点** 结核性脑膜炎的临床表现与诊断。
> ★ **考点** 各种出疹性疾病的诊断及治疗；结核病的诊断与治疗。

第一节 病 毒 感 染

一、麻疹

（一）概述

1. 由麻疹病毒引起的传染性极强的严重疾病。

2. 临床以发热、上呼吸道炎、结膜炎、口腔麻疹黏膜斑（柯氏斑）、全身斑丘疹及疹退后遗留色素沉着伴糠麸样脱屑为特征。

3. 病后大多可获终身免疫。主要是由于肺炎、脑炎等严重并发症而死亡。

（二）病因

麻疹病毒为 RNA 病毒，仅存在一种血清型，抗原性稳定。人是唯一宿主。在体外生活力弱，不耐热，对日光和消毒剂均敏感。

（三）流行病学

1. 传染源 患者是唯一的传染源。

2. 传播途径 主要通过飞沫传播，与患者密切接触或直接接触患者的鼻咽分泌物亦可传播。

3. 易感人群 指未患过麻疹或已接种过主动免疫抗体已消失的人。

（四）发病机制

病毒从鼻咽部进入人体，在呼吸道上皮细胞和局部淋巴组织中繁殖并侵入血液，通过血液的单核细胞向其他器官（脾肺、肝肾、胸腺、皮肤）传播引起广泛性损伤出现一系列表现。

（五）临床表现

1. 潜伏期 多 6~18 天，平均 10 天左右。

2. 前驱期

（1）常持续 **3~4 天**。

（2）显著的症状是发热、上感症状（咳嗽、喷嚏、咽部充血）、麻疹黏膜斑（麻疹早期的特异性体征，开始见于上下磨牙相对的颊黏膜上，出疹后逐渐消失）。

3. 出疹期

（1）发热 3~4 天出现皮疹，体温可突然高达 40℃。

（2）皮疹顺序自耳后、发际及颈部开始，然后自上而下波及躯干和四肢。

（3）初为充血性红色斑丘疹，疹间皮肤正常，后颜色加深呈暗红色。

4. 恢复期

（1）出疹 3~4 天后发热减退，全身症状好转。

（2）疹退处皮肤留有褐色色素沉着，有麦麸状脱屑，7~10 天后消退。

（六）并发症

1. 呼吸系统 常见喉炎、肺炎等。

（1）肺炎是麻疹最常见的并发症。

（2）麻疹病毒引起的间质性肺炎多不严重，常在出疹及体温下降后消退。

（3）可发生继发性肺炎，易并发脓胸和脓气胸。

2. 心肌炎　轻者仅有心音低钝、一过性心电图改变，重者可有心力衰竭、心源性休克。

3. 神经系统

（1）麻疹脑炎

①患儿常在出疹后的 2~6 天再次发热。

②临床表现和脑脊液改变与病毒性脑炎相似，与麻疹轻重无关，病死率高。

③存活者中可伴智力障碍、瘫痪、癫痫等后遗症。

（2）亚急性硬化性全脑炎

①少见，开始仅为行为和情绪改变，后出现进行性智力减退，出现共济失调、视听障碍等表现，晚期因昏迷、强直性瘫痪而死亡。

②患者血清或脑脊液中麻疹病毒 IgG 抗体持续强阳性。

4. 结核病恶化　可导致粟粒性肺结核或结核性脑膜炎。

5. 营养不良与维生素 A 缺乏症　维生素 A 缺乏可引起视力障碍，甚至角膜穿孔、失明。

（七）实验室检查

1. 血常规　WBC 和中性粒细胞下降，淋巴细胞相对升高。

2. 早期辅助诊断　多核巨细胞检查、ELISA 法进行麻疹病毒特异性 IgM 抗体测定。

3. 病毒抗原检测　免疫荧光法或 PCR 法检测麻疹病毒 RNA。

4. 病毒分离

（八）诊断

1. 流行病学史 当地麻疹流行史、麻疹患者接触史、患儿免疫接种史。

2. 临床表现 急性发热、畏光、眼鼻卡他症状、柯氏斑等。

3. 实验室检查 麻疹病毒血清 IgM 抗体阳性、PCR 法检测麻疹病毒 RNA 阳性或分离到麻疹病毒可确诊。

4. 小儿常见出疹性疾病的鉴别

疾病	病原	症状及特征	皮疹特点	发热与皮疹关系
麻疹	麻疹病毒	发热、上感症状（咳嗽、畏光、鼻卡他、结膜炎），Koplik 斑	红色斑丘疹，自头面部→颈→躯干→四肢，退疹后有色素沉着及细小脱屑	发热 3～4 天后出疹，出疹期为发热高峰期
风疹	风疹病毒	全身症状轻，耳后、枕部淋巴结肿大并触痛	面颈部→躯干→四肢，斑丘疹，疹间有正常皮肤，退疹后无色素沉着及脱屑	症状出现后1～2天出疹
幼儿急疹	人疱疹病毒6型	婴幼儿，高热时有惊厥，耳后枕部淋巴结可肿大，常伴轻度腹泻	红色细小密集斑丘疹，头面颈及躯干部多见，四肢较少，一天出齐，次日即开始消退	高热 3～5 天，热退疹出
猩红热	乙型溶血性链球菌	发热、咽痛、头痛、呕吐、杨梅舌、环口苍白圈、颈部淋巴结肿大	皮肤弥漫充血，有密集针尖大小丘疹，全身皮肤均可受累，疹退后伴脱皮	发热1～2天出疹，出时高热

续表

疾病	病原	症状及特征	皮疹特点	发热与皮疹关系
肠道病毒感染	埃可病毒；柯萨奇病毒	发热、咽痛、流涕、结膜炎、腹泻、全身或颈、枕后淋巴结肿大	散在斑疹或斑丘疹，很少融合，1～3天消退，不脱屑，有时可呈紫癜样或水疱样皮疹	发热时或热退后出疹
药物疹		原发病症状，有近期服药史	皮疹多变，疱疹、猩红热样皮疹、荨麻疹等。痒感，摩擦及受压部位多	发热多为原发病引起

出疹时间：一风二猩三天花，四麻五斑六伤寒。（风：风疹；猩：猩红热；麻：麻疹；斑：斑疹伤寒）

（九）治疗

主要为对症治疗、加强护理，防止并发症。

1. 一般治疗 多喝水，吃易消化的营养丰富的食物。休息、保持空气新鲜、适宜的温度。口腔、眼、皮肤黏膜清洗。

2. 对症治疗 退热、镇惊、镇咳。

3. 并发症的治疗 有并发症者给予相应治疗。继发细菌感染可给予抗生素。

（十）预防

1. 控制传染源

（1）隔离患者：一般患者应隔离至出疹后5天；若并发肺炎，延至疹后10天。

（2）对接触麻疹的易感儿应隔离检疫3周，并给予被动免疫。

（3）早发现、早报告、早隔离、早治疗。

2. 切断传播途径

（1）流行期间易感儿童避免到人群密集的场所。

（2）患者停留过的房间用紫外线照射消毒并通风，患者衣物应在阳光下暴晒。

（3）无并发症的轻症患儿可在家中隔离，以减少传播和继发医院内感染。

3. 保护易感人群

（1）主动免疫：麻疹减毒活疫苗预防接种，生后 8 个月为麻疹疫苗的初种年龄，18～24 月完成第 2 剂次接种。

（2）被动免疫：接触麻疹后 5 天内给免疫血清球蛋白 0.25ml/kg 可预防发病或减轻症状。

4. 加强麻疹的检测管理

二、脊髓灰质炎

（一）概述

1. 由脊髓灰质炎病毒引起的传染性很强的疾病。主要影响 5 岁以下儿童。

2. 侵袭神经系统，临床以出现轻重不等弛缓性瘫痪为特征，重者因呼吸肌麻痹而死亡。

（二）流行病学

1. 传染源 人是唯一的自然界宿主。急性期患者和健康带病毒者的粪便是最重要的病毒来源，隐性感染者和轻型无麻痹患者是最危险的传染源。

2. 传播途径 粪口途径为主，发病初期鼻咽部排毒，可通过飞沫传播，但为时短暂。

3. 易感性 普遍易感，感染后获得对同型病毒的持久免疫力。

（三）发病机制

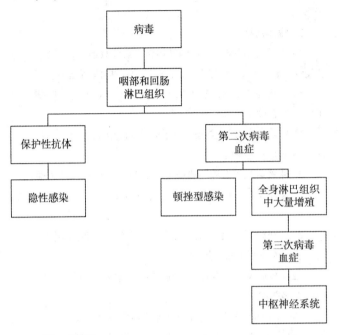

（四）病理

1. 病灶特点为散在不对称、多发，脊髓病变以前角运动细胞最明显，颈段和腰段受损严重，出现肢体弛缓性麻痹。瘫痪的部位和严重程度取决于被侵犯神经元的分布。

2. 早期病变呈可逆性，病变严重者则因神经细胞坏死、瘢痕形成而造成持久性瘫痪。

（五）临床表现

潜伏期通常为 8 ~ 12 天。分为无症状型（隐性感染，>90%）、顿挫型、无瘫痪型、瘫痪型（本病的典型表现）。

1. 前驱期 发热、上呼吸道感染（咽痛、咳嗽、流涕）和胃肠炎（呕吐、腹痛）表现，持续 1～4 天，症状消失则为顿挫型。

2. 瘫痪前期

（1）高热、头痛，颈背四肢疼痛，活动时加重。伴多汗、皮肤发红、烦躁不安和脑膜刺激征阳性等中枢神经系统症状体征。

（2）小婴儿拒抱，较大患儿体检可见三角架征、吻膝试验阳性、头下垂征。

（3）若 3～5 天后热退、症状消失则为无瘫痪型，若继续发展，则可能发生瘫痪。

3. 瘫痪期 不对称性肌群无力或弛缓性瘫痪，随发热而加重，热退后瘫痪不再进展。多无感觉障碍，大小便功能障碍少见。

（1）脊髓型（最常见）：不对称的单侧下肢弛缓性瘫痪，近端肌群瘫痪程度重于远端。

（2）延髓型：病毒侵犯延髓呼吸、循环中枢及脑神经核，病情大多严重。

（3）脑型：少见。表现与其他病毒性脑炎无异。

（4）混合型：兼有两种或两种以上类型的表现。

4. 恢复期 在瘫痪后 1～2 周，从肢体远端小肌群开始恢复，轻症 1～3 个月恢复，重症需更长时间。

5. 后遗症期 1～2 年内仍不能恢复则为后遗症，可导致肌肉萎缩和畸形。

（六）并发症

呼吸肌麻痹可继发吸入性肺炎、肺不张。尿潴留易并发尿路感染。长期卧床可致压疮、肌萎缩、骨质脱钙、尿路结石和肾衰竭等。

（七）实验室检查

1. 血常规 白细胞多正常，急性期血沉增快。

2. 脑脊液

（1）瘫痪前期及瘫痪早期可见细胞数增多（以淋巴细胞为主），蛋白增加不明显，呈细胞蛋白分离现象。

（2）至瘫痪第3周，细胞数多已恢复正常，而蛋白质仍继续增高，4~6周后方恢复正常。

3. 血清学检查

（1）恢复期患者血清中特异性 IgG 抗体滴度较急性期有4倍以上增高，有诊断意义。

（2）未使用脊髓灰质炎疫苗，发病1个月内 ELISA 可测血液及脑脊液特异性 IgM 抗体，可帮助早期诊断。

4. 病毒分离 是本病最重要的确诊性试验。

（八）诊断

脊髓灰质炎出现典型瘫痪症状时，诊断并不困难。瘫痪出现前多不易确立诊断。血清学试验和大便病毒分离阳性可确诊。

（九）鉴别诊断

1. 急性感染性多发性神经根神经炎（吉兰－巴雷综合征）

脊髓灰质炎（瘫痪型）与

感染性多发性神经根神经炎的鉴别要点

	脊髓灰质炎	感染性多发性神经根神经炎
发病早期	多有发热	很少有发热
瘫痪肢体	不对称弛缓性瘫痪，且近端重于远端	对称性弛缓性麻痹，且远端重于近端
感觉障碍	多无	多有
脑膜刺激征	有	多无
早期脑脊液改变	呈细胞蛋白分离	呈蛋白细胞分离
遗留后遗症	多有	多无

2. 家族性周期性麻痹 少见的常染色体显性遗传疾病，有家族史及周期性发作史，对称性四肢弛缓性瘫痪。发作时血钾降低，补钾后迅速恢复。

3. 周围神经炎 臀部注射时位置不当、维生素 C 缺乏等。

4. 假性瘫痪 见于先天性髋关节脱位、骨折等。

（十）治疗

主要是对症处理和支持治疗。

1. 前驱期和瘫痪前期

（1）卧床休息，避免劳累、肌注及手术等刺激。

（2）肌肉痉挛疼痛可用热敷或口服镇痛剂。静滴高渗葡萄糖可减轻神经组织水肿。

2. 瘫痪期

（1）瘫痪肢体置于功能位置，防止畸形。

（2）应用地巴唑、加兰他敏、维生素 B_{12}、呼吸机及抗生素等对症治疗。

3. 恢复期及后遗症期 尽早康复锻炼，防止肌肉萎缩。

（十一）预防

1. 主动免疫

（1）除了 HIV 感染儿童外，对所有儿童均应进行脊髓灰质炎的主动免疫。

（2）基础免疫自出生后 2 月龄婴儿开始，接种 1 剂灭活脊灰疫苗（IPV），3 月龄、4 月龄和 4 周岁时分别接种 1 剂脊髓灰质炎减毒活疫苗。

2. 被动免疫 未接种疫苗而与患者有密切接触的 <5 岁儿童和先天性免疫缺陷的儿童及早注射免疫球蛋白 0.3~0.5ml/（kg·次），每日 1 次，连用 2 日。

3. 发现急性弛缓性瘫痪的患者或疑似患者，要自发病之日起隔离患者至少 40 天。

三、水痘

（一）概述

1. 由水痘－带状疱疹病毒（VZV）引起的高度传染性的儿童期出疹性疾病，飞沫或接触传染。

2. 皮肤黏膜相继出现和同时存在斑疹、丘疹、疱疹和结痂等各类皮疹。

3. 水痘与带状疱疹为同一病毒所引起的两种不同表现的临床病症。水痘为原发感染，感染后可获得持久的免疫力，但以后可以发生带状疱疹。

（二）流行病学

1. 传染源　水痘患者。

2. 传播途径　呼吸道飞沫传播或直接接触感染者的皮肤损伤处传染。

3. 易感人群　人群普遍易感，主要见于儿童，以 2 ~ 6 岁为高峰。

（三）临床表现

主要损害部位在皮肤和黏膜，偶尔累及内脏。

1. 典型水痘

（1）出疹前可出现前驱症状，如发热、不适和厌食等。24 ~ 48 小时出现皮疹。

（2）皮疹特点

①呈**向心性分布**，以躯干、头皮（发际）、颜面多见，四肢远端稀少。

②初为红色斑疹和丘疹，后变为透明饱满的水疱，24 小时后水疱混浊并中央凹陷易破溃，2 ~ 3 天左右结痂，结痂后一般

不留瘢痕。

③皮疹分批出现，伴痒感，疾病高峰期可见斑疹、丘疹、疱疹和结痂同时存在。

④黏膜皮疹还可出现在口腔、眼结膜、生殖器等处，易破溃形成浅溃疡。

（3）水痘为自限性疾病，全身症状和皮疹较轻，10天左右痊愈。

2. 重症水痘

（1）多发生在恶性疾病或免疫功能低下患儿。

（2）持续高热和全身中毒症状明显。

（3）皮疹多且易融合成大疱型或呈出血性。

3. 先天性水痘

（1）母亲在妊娠早期感染水痘可致胎儿多发性畸形。

（2）母亲发生水痘数天后分娩可致新生儿水痘。

（四）并发症

1. 皮肤继发感染　最常见，如脓疱疮、丹毒、蜂窝组织炎等。

2. 水痘肺炎　主要发生在免疫缺陷儿和新生儿中。

3. 其他　水痘后脑炎、面神经瘫痪、心肌炎、关节炎等。

（五）实验室检查

1. 外周血 WBC 计数　正常或稍低。

2. 疱疹刮片　取新鲜疱疹基底组织和疱疹液涂片，瑞氏染色有多核巨细胞，HE 染色见核内包涵体。

3. 病毒分离　水痘疱疹液、咽部分泌物或血液进行病毒培养分离。

4. 血清学检查

（1）血清水痘病毒特异性 IgM 抗体检测，可帮助早期诊断。

（2）双份血清特异性 IgG 抗体滴度 4 倍以上增高有助诊断。

（六）诊断和鉴别诊断

典型水痘临床诊断不困难。对非典型病例可选用实验室检查帮助确诊。鉴别诊断包括丘疹性荨麻疹以及能引起疱疹性皮肤损害的疾病，如肠道病毒或金黄色葡萄球菌感染、药物和接触性皮炎等。

（七）治疗

1. 无合并症时以一般治疗和对症处理为主。隔离患者，加强护理，保持空气流通和充足的营养。

2. 瘙痒处局部使用炉甘石洗剂止痒。

3. 抗病毒首选阿昔洛韦，一般应在皮疹出现的 48 小时内开始使用。

4. 皮质激素可导致病毒播散，不宜使用。

（八）预防

1. 控制传染源 隔离患者至全部皮疹结痂为止。

2. 保护易感者

（1）主动免疫：水痘减毒活疫苗预防。

（2）被动免疫：在接触水痘 72 小时内，肌注水痘 - 带状疱疹免疫球蛋白（VZIG）。

四、传染性单核细胞增多症

（一）概述

传染性单核细胞增多症由 EB 病毒（EBV）所致的急性感染性疾病，主要侵犯儿童和青少年。以发热、咽喉痛、肝脾和淋巴结肿大、外周血淋巴细胞增多并出现异型淋巴细胞为特征。

（二）病因

病原为 EB 病毒，属于疱疹病毒属，是一种嗜淋巴细胞的 DNA 病毒，有潜伏和转化特征。

（三）流行病学

1. 传染源 患者和隐性感染者。

2. 传播途径 通过口－口传播或飞沫传播，偶可经输血传播。

3. 易感人群

（1）以儿童和青少年多见，性别差异不大。

（2）6 岁以下小儿得病后大多表现为隐性或轻型感染，15 岁以上感染者则多呈典型症状。

（四）临床表现

1. 潜伏期 5～15 天，症状多样，多有乏力、头痛、畏寒等前驱症状。

2. 症状轻重不一，年龄越小，症状越不典型。

3. 发病期典型表现

（1）发热：体温 38～40℃，无固定热型。

（2）咽峡炎

①多数患儿可表现咽部、扁桃体、腭垂充血、肿胀，可见出血点，伴咽痛。

②部分扁桃体表面可见白色渗出物或假膜形成。

③咽部肿胀严重者可出现呼吸及吞咽困难。

（3）淋巴结肿大

①全身淋巴结肿大，在病程第 1 周就出现。颈部最为常见。

②肿大淋巴结常在热退后数周才消退，亦可数月消退。

（4）肝、脾大

①肝多在肋下 2cm 内，可有肝功能异常，部分有轻度黄疸。

②轻度脾大伴疼痛及压痛，偶可发生脾破裂。

（5）皮疹

①部分患者出现多形性皮疹，多见躯干。大多在 4~6 日出现，持续 1 周左右消退。消退后不脱屑，也无色素沉着。

②婴幼儿感染常无典型表现，但血清 EBV 抗体可阳性。

（五）实验室检查

1. 血常规

（1）外周血象改变是本病的重要特征。

（2）早期 WBC 可正常或偏低，以后逐渐升高 $>10 \times 10^9$/L。早期中性粒细胞增多，以后淋巴细胞数可达 60% 以上，并出现异型淋巴细胞。

（3）异型淋巴细胞超过 10% 或其绝对值超过 1.0×10^9/L 具有诊断意义。

2. 血清嗜异性凝集试验

（1）起病 1 周内患儿血清中出现 IgM 嗜异性抗体。

（2）凝集效价在 1:64 以上，经豚鼠肾吸收后仍呈阳性者具有诊断价值。

3. EBV 特异性抗体检测　　VCA – IgM 阳性是新近 EBV 感染的标志。

4. EBV – DNA 检测　　血清中含有高浓度 EBV – DNA，提示存在病毒血症。

（六）诊断

根据流行情况、典型表现（发热、咽痛、肝脾及淋巴结肿大）、外周血异型淋巴细胞 >10% 、嗜异性凝集试验阳性、EB 病毒特异性抗体和 EBV – DNA 检测阳性可作出临床诊断。

（七）治疗

无特效的治疗方法，主要采取对症治疗。

1. 早期静脉注射免疫球蛋白。

2. 重型患者短疗程应用肾上腺皮质激素可明显减轻症状。

3. 发生脾破裂时，应立即输血，并行手术治疗。

（八）预后

本病系**自限性疾病**，预后大多良好，自然病程 2 ~ 4 周。少数恢复缓慢，可达数周至数月。

五、流行性腮腺炎

（一）概述

流行性腮腺炎由腮腺炎病毒引起的急性呼吸道传染病。以腮腺非化脓性炎症、腮腺区肿痛为特征，唾液腺和其他腺体组织及神经系统可受累。一次感染后多可获得终身免疫。

（二）流行病学

1. 传染源　腮腺炎患者和健康带病毒者。

2. 传播途径　主要通过空气飞沫或直接接触传播。

3. 易感人群　普遍易感，最常影响 5 ~ 15 岁儿童。

（三）临床表现

1. 潜伏期 14 ~ 25 天，平均 18 天左右。最初出现头痛、倦怠和发热等非特异性症状，随后出现腮腺肿胀和疼痛，部分患儿以此为首发症状。

2. 常先见一侧，然后另一侧也相继肿大，位于下颌骨后方和乳突之间，以耳垂为中心向前、后、下发展，边缘不清，表面发热，触之有弹性感并有触痛。

3. 腮腺导管开口（位于上颌第二白齿对面黏膜上）在早期可有红肿，有助于诊断。颈前下颌处颌下腺和舌下腺亦明显肿胀，并可触及椭圆形腺体。

（四）并发症

脑膜脑炎	儿童期最常见的并发症。常在腮腺炎高峰时出现，表现为发热、头痛、呕吐、颈项强直、克氏征阳性等
睾丸炎	常发生在肿大的腮腺开始消退时，多为单侧
卵巢炎	症状较轻，可出现下腹疼痛及压痛、月经不调
胰腺炎	严重者较少见
耳聋	多为单侧
其他	心肌炎、肾炎、乳腺炎等

（五）实验室检查

1. 血、尿淀粉酶测定 90% 患者早期有轻中度增高，2 周左右恢复正常。

2. 血清学检查

（1）ELISA 法检测血清中腮腺炎病毒特异性 IgM 抗体，可早期快速诊断。

（2）双份血清特异性 IgG 抗体效价有 4 倍以上增高，有诊断意义。

（3）PCR 技术检测腮腺炎病毒 RNA，有很高的敏感性。

3. 病毒分离 早期自唾液、血液、脑脊液、尿液标本中分离出腮腺炎病毒，可确诊。

（六）诊断及鉴别诊断

根据流行病学史、临床症状和体格检查即可做出腮腺炎的诊断。需与包括化脓性腮腺炎、其他原因引起的腮腺肿大，如白血病、淋巴瘤、干燥综合征等相鉴别。

（七）治疗

无特异性抗病毒治疗，以对症处理为主。

1. 注意保持口腔清洁，清淡饮食，忌酸性食物，多饮水。

2. 对高热、头痛和并发睾丸炎者可给予解热止痛药物。

3. 中药治疗多用清热解毒、软坚消痈方法。

4. 重症患者可短期使用肾上腺皮质激素治疗。

（八）预防

隔离患者至腮腺肿大完全消退为止。主动免疫：接种麻疹、腮腺炎和风疹三联疫苗（MMR）。

六、手足口病

（一）概述

手足口病是由肠道病毒引起的急性发热出疹性疾病，以 5 岁以下儿童为主。多数症状轻，主要为口腔和四肢末端的斑丘疹、疱疹，少数病例可有无菌性脑膜炎、神经源性肺水肿、心肺功能衰竭等。

（二）流行病学

1. 病原体　肠道病毒 71 型和柯萨奇病毒 A16 型（CV – A16）。

2. 传染源　手足口病患者和隐性感染者。

3. 传播途径　主要通过<u>粪 – 口途径</u>传播，也可经接触患者呼吸道分泌物、疱疹液而感染。

4. 易感人群　儿童为主，容易在托幼机构的儿童之间流行。

（三）临床表现

1. 普通病例

（1）急性起病，伴或不伴发热，多有咳嗽、流涕、食欲缺乏等。

（2）手、足、口、臀等部位可见散发性的皮疹和疱疹，偶见于躯干。

（3）口腔内疱疹多位于舌、颊黏膜和硬腭等处，常发生溃疡。

（4）皮疹不留瘢痕或色素沉着，无并发症，多在1周内痊愈，预后良好。

2. 重症病例　患儿除手足口病的临床表现外，伴有以下任一系统并发症即为重症病例。

（1）神经系统

①可发生无菌性脑膜炎、脑炎、脑干脑炎、脑脊髓炎、急性弛缓性麻痹等。

②患儿持续高热，出现中枢神经系统损害表现。

③颈项强直，腱反射减弱或消失，Kernig 征和 Brudzinski 征阳性。

（2）呼吸系统

①可发生肺水肿、肺出血、肺功能衰竭等。

②患儿呼吸增快并浅促，口唇发绀，咳粉红色或血性泡沫样痰液。

（3）循环系统

①心率增快或减慢，面色灰白，皮肤花纹，四肢发凉、出冷汗，指（趾）端发绀。

②持续血压降低，毛细血管充盈时间延长或有心肌收缩力下降的表现。

（四）实验室检查

血常规	白细胞可正常或降低，重者白细胞明显升高
血生化检查	可有 ALT 和 AST 升高，重者肌钙蛋白和血糖升高
血气分析	可有动脉血氧分压降低、血氧饱和度下降
脑脊液检查	神经系统受累时可有脑脊液外观清亮，压力增高，细胞计数增多

续表

病原学检查	疱疹液或粪便标本中 CoxA16、EV71 等肠道病毒特异性核酸阳性或分离到肠道病毒可确诊
血清学检查	急性期与恢复期血清 CoxA16、EV71 等肠道病毒中和抗体有 4 倍以上的升高亦可确诊
其他	胸部 X 线检查、磁共振检查

（五）诊断

据流行病学资料，急性起病，发热（可无）伴手、足、口、臀部皮疹可以做出临床诊断。少数重症病例皮疹不典型，需结合病原学或血清学检查做出诊断。

（六）治疗

1. 普通病例 目前尚无特效抗病毒药物和特异性治疗手段。主要是对症治疗。

2. 重症病例

（1）神经系统受累的治疗：控制颅内高压，酌情应用糖皮质激素，酌情应用静脉注射免疫球蛋白，对症治疗。

（2）呼吸、循环衰竭的治疗

①保持呼吸道通畅，吸氧。

②监测呼吸、心率、血压和血氧饱和度。

③保护重要脏器功能，维持内环境的稳定。

（3）恢复期治疗

①促进各脏器功能恢复。

②功能康复治疗。

③中西医结合治疗。

第二节 细菌感染

一、脓毒症

（一）概述

1. 脓毒症指明确或可疑的感染引起的全身炎症反应综合征。

2. 严重脓毒症指脓毒症导致的器官功能障碍和/或组织低灌注。

3. 脓毒症、严重脓毒症到脓毒性休克的过程，实质是全身炎症反应不断加剧、持续恶化。

（二）病因

各种致病菌都可引起脓毒症。革兰阳性球菌主要为葡萄球菌、肠球菌；革兰阴性菌主要为大肠埃希菌、肺炎克雷伯杆菌；厌氧菌以脆弱类杆菌、梭状芽胞杆菌多见。

（三）发病机制

1. 侵入人体的病原微生物能否引起脓毒症，不仅与微生物的毒力及数量有关，更重要的是取决于人体的免疫防御功能。

2. 人体的抵抗力降低时，致病微生物可自局部侵入血液循环，在生长、增殖的同时产生了大量毒素，进而激活 TNF、IL－1等细胞因子，发生 SIRS，激活补体系统、凝血系统，引发感染性休克、DIC 和多器官功能衰竭。

（四）临床表现

1. 原发感染灶 其特点为所在部位红、肿、热、痛和功能障碍。

2. 感染中毒症状

（1）大多起病急，突然发热或先畏冷或寒战，继之高热（弛张热或稽留热）。

（2）精神萎靡或烦躁不安、面色苍白、气急、脉速，甚至呼吸困难。

（3）重者可有中毒性脑病、中毒性心肌炎、肝炎、肠麻痹、感染性休克、DIC 等。

3. 皮疹

（1）有出血点、斑疹、丘疹或荨麻疹。

（2）金黄色葡萄球菌脓毒症可有猩红热样皮疹、荨麻疹。

（3）脑膜炎双球菌脓毒症常有大小不等的瘀点、瘀斑。

（4）坏死性皮疹可见于铜绿假单胞菌脓毒症。

4. 肝脾大　一般仅轻度大，有中毒性肝炎或肝脓肿时则肝增大显著且伴压痛，并可有黄疸。

5. 迁徙性病灶　随病原菌而不同，常见的迁徙性病灶有皮下及深部肌肉脓肿、肺炎、渗出性胸膜炎等。

（五）实验室检查

1. 外周血象　白细胞总数以及中性粒细胞增加，**核左移**，细胞质中出现中毒颗粒。

2. 病原学检查

（1）微生物血培养是临床诊断脓毒症的重要手段。

（2）血培养检测的重要指征包括：发热（体温 $\geq 38℃$ 或 $\leq 36℃$）；寒战；白细胞计数大于 $10.0 \times 10^9/L$；皮肤黏膜出血、昏迷、多脏器功能衰竭；血压降低、呼吸加快及 C 反应蛋白升高；血液患者出现粒细胞减少；血小板减少或同时具备上述几种特征而临床怀疑脓毒症，应采集血培养。

3. 其他　对流免疫电泳、乳胶凝集试验。

（六）诊断

考虑脓毒血症的情况：

（1）急性发热、外周血白细胞及中性粒细胞增高，无局限于某一系统的急性感染时。

（2）凡新近有皮肤感染、外伤，或者呼吸道、尿路等感染病灶虽经有效抗菌药物治疗但体温仍未控制且感染中毒症状明显。

（七）治疗

1. 一般治疗　卧床休息，加强护理，注意电解质平衡。

2. 抗菌治疗　尽早使用抗生素，常选用二联或三联杀菌性抗生素联合静脉给药，疗程一般为 **7～10 天**。

3. 并发症的防治

（1）脓毒性休克。

（2）原发炎症及迁徙性化脓性炎症或脓肿：应及时进行处理，有效引流。

（3）基础疾病的治疗：脓毒症易发生在某些有基础疾病的患者，如糖尿病、肝硬化等。

二、脓毒性休克

（一）概述

1. 指脓毒症伴由其所致的低血压，虽经液体治疗后仍无法逆转。

2. 常发生在严重感染的基础上，由致病微生物及其产物引起急性循环障碍、有效循环血容量减少、组织血流灌注不足而致的复杂综合病征。

（二）病因

1. 多种病原微生物感染均引起，以 G^- 菌最多（分泌内毒素，易引起内毒素休克）。常见病原菌为痢疾杆菌、脑膜炎球菌、铜绿假单胞菌、大肠埃希菌等。严重革兰阳性菌感染亦能引起脓毒性休克。

2. 有全身免疫功能缺陷时（慢性病、白血病等）等，极易诱发 G⁻菌感染而导致脓毒性休克。

（三）临床表现

1. 休克代偿期

（1）脏器低灌注为主要表现。

（2）患者神志清，但烦躁焦虑、面色苍白、口唇发绀、肢端湿冷。

（3）呼吸、心率代偿性增快，血压正常或略低。

2. 休克失代偿期 脏器低灌注进一步加重，患者烦躁或意识不清，唇、指（趾）端发绀，皮肤毛细血管再充盈时间 >3秒，心音低钝，血压下降。

3. 休克不可逆期 患儿血压下降、心音极低钝，常合并肺水肿、DIC、肾衰竭、脑水肿等多脏器功能衰竭。

（四）实验室检查

1. 外周血象

（1）WBC 大多增高，中性粒细胞增多伴核左移。

（2）血细胞比容和血红蛋白增高为血液浓缩的标志。

2. 病原学检查 抗菌药物治疗前进行血液、渗出液、脓液培养。分离得到致病菌后进行药物敏感试验。

3. 尿常规和肾功能检查 肾衰竭时，尿比重低而固定（1.010 左右）；尿/血肌酐比值 >15，尿钠排泄量 >40mmol/L。

4. 血液流变学和有关 DIC 检查 发生 DIC 时，血小板计数进行性降低，凝血酶原时间及凝血活酶时间延长，血浆鱼精蛋白副凝试验（3P 试验）阳性。

（五）诊断

1. 脓毒性休克代偿期（早期）　临床表现符合以下 6 项之中的 3 项。

（1）意识改变：烦躁不安或萎靡、表情淡漠、意识模糊，甚至昏迷、惊厥。

（2）皮肤改变：面色苍白发灰，唇周、指（趾）发绀，皮肤花纹、四肢凉。如有面色潮红、四肢温暖、皮肤干燥为暖休克。

（3）心率、脉搏：外周动脉搏动细弱，心率、脉搏增快。

（4）毛细血管再充盈时间≥3 秒（需除外环境因素影响）。

（5）尿量 <1ml/（kg·h）。

（6）代谢性酸中毒（除外其他缺血缺氧及代谢因素）。

2. 脓毒性休克失代偿期　代偿期临床表现加重伴血压下降，收缩压：1～12 个月者 <70mmHg，1～10 岁者 <70mmHg + ［2×年龄（岁）］，≥10 岁者 <90mmHg。

3. 临床表现分型

（1）暖休克

①高动力性休克早期，可有意识改变、尿量减少、代谢性酸中毒，但面色潮红、四肢温暖、脉搏无明显减弱，毛细血管再充盈时间无明显延长。

②心率快、血压低、过度通气、中心静脉压高、心排血量低多为失代偿表现。

（2）冷休克：低动力性休克，皮肤苍白、四肢凉，脉搏快，毛细血管再充盈时间延长。

（六）治疗

1. 液体复苏

（1）充分液体复苏是逆转病情、降低病死率最关键的措施。

（2）需迅速建立 2 条静脉或骨髓输液通道。条件允许应放置中心静脉导管。

2. 血管活性药物 儿茶酚胺、莨菪类药物、正性肌力药等。

3. 控制感染和清除病灶

4. 肾上腺皮质激素

（1）对液体复苏无效、儿茶酚胺（肾上腺素或去甲肾上腺素）抵抗型休克患者。

（2）有暴发性紫癜、因慢性病接受肾上腺皮质激素治疗、垂体或肾上腺功能异常的脓毒性休克患儿。

5. 其他治疗 血制品治疗，丙种球蛋白，保证氧供及通气，营养支持等。

第三节 结 核 病

一、总论

（一）概述

结核病（TB）是由结核杆菌引起的慢性感染性疾病，以肺结核最常见。小儿结核中最常见的是原发型肺结核，最严重的类型是结核性脑膜炎。

（二）病因与流行病学

1. 病原体 人型结核分枝杆菌是主要的病原体。

2. 传染源 开放性肺结核患者。

3. 传播途径 呼吸道为主，少数经消化道感染。

4. 易感人群

（1）生活贫困、居住拥挤、营养不良、社会经济落后和

HIV 感染的人群。

（2）新生儿对结核分枝杆菌非常易感。

（三）发病机制

1. 小儿初次接触结核分枝杆菌后是否发展为结核病，主要与机体的免疫力、细菌的毒力和数量有关，尤其与细胞免疫力强弱相关。

2. 感染结核分枝杆菌后机体可获得免疫力，90% 可终生不发病。5% 因免疫力低下当即发病，即为原发性肺结核。

3. 5% 仅于日后机体免疫力降低时才发病，称为继发性肺结核，是成人肺结核的主要类型。

4. 初染结核分枝杆菌，除潜匿于胸部淋巴结外，亦可随感染初期菌血症转到其他脏器，并长期潜伏，成为肺外结核发病的来源。

（四）诊断

1. 病史

（1）中毒症状：有无长期低热、轻咳、盗汗、纳差、乏力、消瘦等。

（2）卡介苗接种史：注意检查患儿左上臂有无卡介苗接种后的瘢痕。

（3）结核接触史：有无与开放性结核病患者的接触史。年龄愈小，意义愈大。

（4）有无急性传染病史：麻疹、百日咳可使机体免疫力暂时低下，成为感染结核病的诱因。

（5）有无结核过敏表现：结节性红斑、疱疹性结膜炎等。

2. 结核菌素试验

（1）结核菌素试验

①小儿受结核分枝杆菌感染 4~8 周后，可呈阳性反应。

②目的：测定受试者是否感染结核菌。

③结果：硬结平均直径＜5mm 为阴性，5～9mm 为阳性（＋），10～19mm 为中度阳性（＋＋），≥20mm 为强阳性（＋＋＋），还有水肿、破溃、淋巴管炎及双圈反应等为极强阳性（＋＋＋＋）。

④如果变态反应强烈，宜用1 个结核菌素单位的 PPD 试验，以防局部的过度反应及可能的病灶反应。

（2）临床意义

1）**阳性反应见于**（重点）

①接种卡介苗后。

②年长儿无明显临床症状，仅呈一般阳性反应，表示曾感染过结核分枝杆菌。

③婴幼儿，尤其是未接种卡介苗者，阳性反应多表示体内有新的结核病灶，年龄越小，活动性结核可能性越大。

④强阳性反应者，表示体内有活动性结核病。

⑤由阴性反应转为阳性反应，或反应强度由原来小于10mm 增至大于10mm，且增幅超过 6mm 时，表示新近有感染。

接种卡介苗与自然感染阳性反应的主要区别

项目	接种卡介苗后	自然感染
硬结直径	多为 5～9mm	多为 10～15mm
硬结颜色	浅红	深红
硬结质地	较软，边缘不整	较硬，边缘清楚
阳性反应持续时间	较短，2～3 天消失	较长，可达 7～10 天以上
阳性反应的变化	有较明显的逐年减弱的倾向，一般于3～5 年内逐渐消失	短时间反应无减弱倾向，可持续若干年，甚至终身

2）**阴性反应的意义**（重点）

①未感染过结核。

②结核变态反应前期（初次感染后 4~8 周内）。

③假阴性反应：机体免疫功能低下或抑制（危重结核病、急性传染病、体质极度衰弱、应用糖皮质激素或其他免疫抑制剂、原发或继发免疫缺陷病）。

④技术误差或结核菌素失效。

（五）实验室检查

1. 结核分枝杆菌检查　从痰液、胃液、脑脊液等中找出结核菌是重要的确诊手段。

2. 血沉　多增快，反映结核病的活动性。

3. 胸片（检出结核的病灶范围、性质，病灶活动情况）、CT（利于发现隐蔽区病灶）。

4. 纤维支气管镜检查、周围淋巴结穿插液涂片、肺穿刺活体组织检查。

（六）治疗

1. 目的　杀灭病灶中的结核分枝杆菌、防止血行播散。

2. 治疗原则　①早期治疗；②适宜剂量；③联合用药；④规律用药；⑤坚持全程；⑥分段治疗。

3. 抗结核类药物分两类

（1）杀菌药物

①全杀菌药：异烟肼（INH）、利福平（RFP）。②半杀菌药：链霉素（SM）。

（2）抑菌药物：乙胺丁醇、乙硫异烟胺。

4. 化疗方案

（1）标准疗法：用于无明显自觉症状的原发性肺结核。用异烟肼、利福平和乙胺丁醇，疗程 9~12 个月。

（2）两阶段疗法：适用于严重结核病（活动性原发型肺结核、急性粟粒性肺结核、结脑）。

①强化治疗阶段：联用杀菌药 3～4 种，迅速杀灭敏感菌，为化疗的关键阶段。

②巩固治疗阶段：联用 2 种药，用于巩固疗效，防止复发。

（3）短程疗法：可选用以下几种 6～9 个月短程化疗方案：①2HRZ/4HR（数字为月数，以下同）；②2SHRZ/4HR；③2EHRZ/4HR。若无 PZA，则将疗程延长至 9 个月。

（七）预防

1. 控制传染源 早期发现及合理治疗结核分枝杆菌涂片阳性患者（主要传染源）。

2. 普及卡介苗接种

3. 预防性抗结核治疗

二、原发型肺结核

（一）概述

1. 原发型肺结核为结核菌初次侵入肺部后发生的原发感染，是小儿肺结核的主要类型。

2. 包括原发综合征（肺原发病灶 + 局部淋巴结病变 + 淋巴管炎）和支气管淋巴结结核（以胸腔内肿大淋巴结为主）。

3. 肺部原发病灶多位于右侧，肺上叶底部和下叶的上部，近胸膜处。

（二）临床表现

1. 轻者可无症状，一般起病缓慢、有结核中毒症状（低热、盗汗等），多见于大龄儿童。急性起病者持续 2～3 周后变为低热，并结核中毒症状。干咳和轻度呼吸困难最常见。

2. 婴儿可表现为体重不增或生长发育障碍。部分高度过敏状态小儿可出现眼疱疹性结膜炎、结节性红斑和多发性一过性关节炎。淋巴结高度水肿时易产生压迫症状，压迫气管（喘）、压迫喉返神经（嘶哑）、压迫静脉（颈部静脉怒张）。

3. 体格检查可见周围淋巴结不同程度肿大。肺部体征可不明显，与肺内病变不一致。

（三）诊断

应结合病史、临床表现、实验室检查、结核菌素试验及肺部影像学进行综合分析。

1. 原发综合征

（1）表现为肺内实质浸润伴肺门淋巴结和纵隔淋巴结肿大。

（2）局部炎性淋巴结相对较大而肺部的初染灶相对较小是原发性肺结核的特征。

2. 支气管淋巴结结核 小儿原发型肺结核X线胸片最为常见者。分3种类型：炎症型、结节型、微小型。

（四）检查

1. CT扫描 在显示小的原发灶、淋巴结肿大、胸膜改变和空洞方面优于X线检查。

2. 纤维支气管镜检查

三、急性粟粒性肺结核

（一）概述

1. 急性粟粒性肺结核（急性血行播散性肺结核），是结核分枝杆菌经血行播散而引起的肺结核，常是原发综合征发展的后果，主要见于小儿时期，尤其是婴幼儿。

2. 年龄幼小，患麻疹、百日咳或营养不良时，特别是HIV

感染，易诱发本病。婴幼儿和儿童常并发结核性脑膜炎。

（二）临床表现

1. 起病多急骤，婴幼儿多突然高热（稽留热或弛张热），多伴有寒战、盗汗、发绀等。6 个月以下婴儿发病急、症状重而不典型，伴发结核性脑膜炎者居多，病死率高。

2. 患者的眼底检查可发现脉络膜结核结节，后者分布于视网膜中心动脉分支周围。

（三）诊断

1. 主要根据结核接触史、临床表现、肝脾大及结核菌素试验阳性，可疑者应进行病原学检查与胸部影像学检查。

2. 胸部 X 线摄片常对诊断起决定性作用。

（1）早期因粟粒阴影细小而不易查出。

（2）在起病 2~3 周后胸部摄片方可发现大小一致、分布均匀的粟粒状阴影，密布于两侧肺野。

3. 肺部 CT 扫描可见肺影显示大小、密度、分布一致的粟粒影，部分病灶有融合。

（四）鉴别诊断

临床上应与肺炎、伤寒、脓毒症、朗格汉斯组织细胞增生症、肺含铁血黄素沉着症及特发性肺间质疾病等相鉴别。

（五）治疗

早期抗结核治疗甚为重要。

1. 抗结核药物　强化抗结核治疗阶段及维持治疗阶段，此方案可提高疗效。

2. 糖皮质激素　有严重中毒症状及呼吸困难者，在应用足量抗结核药物的同时，可用泼尼松。

四、结核性脑膜炎

（一）概述

1. 结核性脑膜炎是小儿结核病中最严重的类型，多见于 3 岁以内婴幼儿。

2. 常在结核原发感染后 1 年内发生，尤其在初感染结核 3～6 个月最易发生。

3. 早期诊断和合理治疗是改善本病预后的关键。

（二）发病机制及病理

1. 结核性脑膜炎常为全身性粟粒性结核病的一部分，通过血行播散而来。

2. 其病理改变为脑膜病变、脑神经损害、脑部血管病变、脑实质病变、脑积水及室管膜炎、脊髓病变。

（三）临床表现

多起病缓慢，分为 3 期。

1. 早期（前驱期）

（1）约 1～2 周，主要为小儿性格改变，如少言、懒动、易倦、烦躁等。

（2）年长儿可自诉头痛，多轻微。婴儿则表现为蹙眉皱额，或嗜睡，或发育迟滞等。

2. 中期（脑膜刺激期）

（1）约 1～2 周，因颅内压增高导致剧烈头痛、喷射性呕吐、嗜睡或烦躁不安、惊厥等。出现脑膜炎刺激征。

（2）幼婴则表现为前囟膨隆、颅缝裂开。

（3）此期可出现脑神经障碍，最常见为面神经瘫痪，其次为动眼神经和展神经瘫痪。

（4）眼底检查可见视盘水肿、视神经炎或脉络膜粟粒状结核结节。

3. 晚期（昏迷期）

（1）约1~3周，由意识朦胧，半昏迷继而昏迷，阵挛性或强直性惊厥频繁发作。

（2）患儿极度消瘦，呈舟状腹，常出现水、电解质代谢紊乱。

（3）最终因颅内压急剧增高导致脑疝，致使呼吸及心血管运动中枢麻痹而死亡。

4. 不典型结核性脑膜炎的表现

（1）婴幼儿起病急，进展较快，有时仅以惊厥为主诉。

（2）早期出现脑实质损害者，可表现为舞蹈症或精神障碍。

（3）早期出现脑血管损害者，可表现为肢体瘫痪。

（4）合并脑结核瘤者可似颅内肿瘤表现。

（5）当颅外结核病变极端严重时，可将脑膜炎表现掩盖而不易识别。

（6）在抗结核治疗过程中发生脑膜炎时，常表现为顿挫型。

（四）诊断

1. 病史 结核接触史，卡介苗接种史，既往结核病史，近期急性传染病史。

2. 临床表现 凡有上述病史的患儿出现性格改变、头痛、不明原因的呕吐、嗜睡或烦躁不安相交替及顽固性便秘时，即考虑本病可能。

3. 脑脊液检查

（1）脑脊液压力增高，外观无色透明或呈毛玻璃样，蛛网膜下隙阻塞时，可呈黄色，结核分枝杆菌检出率高。

（2）白细胞多为（50~500）×10^6/L，以淋巴细胞为主，但急性进展期，脑膜新病灶或结核瘤破溃时，白细胞数可 > $1000 \times 10^6/L$，其中 1/3 的病例分类以中性粒细胞为主。

（3）糖和氯化物均降低为结核性脑膜炎的典型改变，蛋白量增高。

4. 结核分枝杆菌抗原检测、抗结核抗体测定等。

（五）并发症

1. 常见的为脑积水、脑实质损害、脑出血及脑神经障碍。其中前 3 者是导致结核性脑膜炎死亡的常见原因。

2. 严重后遗症为脑积水、肢体瘫痪、智能低下、失明、失语等。晚期结核性脑膜炎发生后遗症者约占 2/3。

（六）治疗

1. 一般治疗 卧床休息，细心护理，充足营养，变换体位。

2. 抗结核治疗

（1）强化治疗阶段：联合应用 INH、RFP、PZA 及 SM，疗程 3~4 个月。

（2）巩固治疗阶段：继续应用 INH、RFP 或 EMB 9~12 个月。抗结核药物总疗程不少于 12 个月，或待脑脊液恢复正常后继续治疗 6 个月。

3. 降低颅内压

（1）脱水剂：常用 20% 甘露醇。

（2）利尿剂：乙酰唑胺。

（3）侧脑室穿刺引流：适用于急性脑积水而其他降颅压措施无效或疑有脑疝形成时。

（4）腰椎穿刺减压及鞘内注药。适应证：颅内压较高，应用肾上腺皮质激素及甘露醇效果不明显，但不急需做侧脑室引流或没有做侧脑室引流的条件者；脑膜炎症控制不好以致颅内压难于控制者；脑脊液蛋白量 >3.0g/L。

（5）分流手术：若由于脑底脑膜粘连发生梗阻性脑积水时，经侧脑室引流等难以奏效。

4. 糖皮质激素 抑制炎症渗出，降低颅内压，可减轻中毒症状及脑膜刺激症状。

5. 对症治疗

第四节 深部真菌病

一、概述

1. 深部真菌病是各种真菌除侵犯皮肤、黏膜和皮下组织外，还累及组织和器官，甚至引起播散性感染，又称侵袭性真菌病。

2. 常见病原菌为假丝酵母菌属、曲霉菌属以及新型隐球菌。

（1）假丝酵母菌病是由数种假丝酵母菌（白色假丝酵母菌最常见）引起的疾病，多见于儿童。

（2）新型隐球菌是人类主要的致病菌，主要侵袭中枢神经系统，急性或慢性病程，各年龄均可发病。

（3）曲霉菌病是由致病曲霉菌所引起的疾病。致病菌主要经呼吸道吸入侵犯肺部，也可侵犯皮肤、黏膜。严重者可发生败血症，使其他组织和系统受累。

二、治疗原则

1. 一般治疗

（1）积极治疗原发病，去除病因。

（2）掌握抗生素、糖皮质激素和免疫抑制剂用药指征，少用或不用这些药物。

(3) 加强护理和支持疗法，补充维生素和微量元素。

(4) 对于皮肤和口腔黏膜感染，大多选用制霉菌素；过敏使用抗组胺药物；隐球菌性脑膜炎除抗真菌治疗，须用降颅内压措施，必要时做侧脑室引流术。

2. 抗真菌治疗 针对病原菌选择抗真菌药物，如两性霉素B、5-氟胞嘧啶、氟康唑、伊曲康唑及制霉菌素等。

第五节 寄 生 虫 病

一、概述

1. 儿童时期最常见一类疾病，对儿童健康危害大，轻者有消化不良、营养不良症状，重者可致生长发育障碍，甚至致残或致命。

2. 我国儿童的寄生虫病是一个不可忽视的重要问题。

二、蛔虫病

1. 流行病学

(1) 蛔虫病患者是主要的传染源。

(2) 生吃未经洗净且附有感染性虫卵的食物或用感染的手取食是主要的传染途径。

2. 临床表现

(1) 幼虫移行引起的症状

①幼虫移行：移行至肺可引起蛔幼性肺炎或蛔虫性嗜酸性粒细胞性肺炎（Loffler 综合征），表现为咳嗽、胸闷、血丝痰或哮喘样症状，血嗜酸性粒细胞增多，肺部体征不明显，X 线胸片可见肺部点状、片状或絮状阴影，病灶易变或很快消失，症

状 1~2 周消失。

②重症感染：幼虫可侵入脑、肝、脾、肾、甲状腺和眼，引起惊厥、肝大、肝功能异常、视网膜炎、眼睑水肿及尿的改变等临床表现。

（2）成虫引起的症状

①成虫寄生于空肠，以肠腔内半消化食物为食。

②轻者无症状，大量蛔虫感染者食欲不振或多食易饥，异食癖；常腹痛，位于脐周，喜按揉，不剧烈。

③部分患者烦躁、易惊或萎靡、磨牙。

④虫体的异种蛋白可引起荨麻疹、哮喘等过敏症状。

⑤感染严重者可造成营养不良，影响生长发育。

3. 并发症

（1）胆道蛔虫症（最常见）

①典型表现为阵发性右上腹剧烈绞痛、屈体弯腰、恶心、呕吐，可吐出胆汁或蛔虫。

②腹部检查无明显阳性体征或仅有右上腹压痛。

③发生胆道感染时，患儿可有发热、黄疸、外周血白细胞数增高。个别患儿，蛔虫可直接窜入肝脏引起出血、脓肿或虫体钙化。

④其他还包括胆道大出血、胆结石、胆囊破裂、胆汁性腹膜炎、急性出血性坏死性胰腺炎、肠穿孔等。

（2）蛔虫性肠梗阻

①多见 <10 岁儿童，<2 岁发病率最高。

②蛔虫在肠道内扭结成团，部分或完全梗阻肠道，造成肠梗阻，多见于回肠下段。

③表现为起病急骤、脐周或右下腹阵发性剧痛、呕吐、腹胀、肠鸣音亢进，可见肠型和蠕动波，可扪及条索状包块。

④腹部 X 线可见肠充气和液平面。

（3）肠穿孔及腹膜炎：表现为突发全腹的剧烈绞痛，伴恶心、呕吐、进行性腹胀。体检可见明显的腹膜刺激症状，腹部X线检查见膈下游离气体。

4. 诊断　根据临床症状、体征、有排蛔虫或呕吐蛔虫史及粪便涂片查到蛔虫卵即可确诊。血中嗜酸性粒细胞增高有助于诊断。若出现上述并发症，需与其他外科急腹症鉴别。

5. 治疗

（1）甲苯咪唑是治疗蛔虫病首选药物之一，为广谱驱虫药，能杀灭蛔、蛲、钩虫等。

（2）柠檬酸哌嗪是安全有效的抗蛔虫和蛲虫药物，肠梗阻时不用，以免引起虫体骚动。

（3）左旋咪唑为广谱驱肠虫药。

（4）阿苯达唑广谱杀虫剂，<2岁者慎用。

6. 并发症的治疗

（1）胆道蛔虫症

①原则为解痉止痛、驱虫、控制感染及纠正脱水、酸中毒及电解质紊乱。

②驱虫最好选用虫体肌肉麻痹驱虫药。

③内科治疗持久不缓解者，必要时可手术治疗。

（2）蛔虫性肠梗阻

①不完全性肠梗阻可禁食、胃肠减压、输液、解痉、止痛处理，疼痛缓解后可驱虫治疗。

②完全性肠梗阻时应即时手术治疗。

（3）蛔虫性阑尾炎或腹膜炎一旦诊断明确，应及早手术治疗。

三、蛲虫病

1. 概述　蛲虫又称蠕形住肠线虫，蛲虫病是其寄生于人体小肠末端、盲肠和结肠引起的一种常见寄生虫病。幼儿期多见。

临床上以夜间会阴部和肛门附近瘙痒为主要特征。

2. 流行病学 蛲虫患者是唯一的传染源。经粪 – 口传播，人群普遍易感。

3. 临床表现

（1）可引起局部和全身症状。

（2）常见肛周和会阴皮肤强烈瘙痒、睡眠不安。局部皮肤可因瘙痒而发生皮炎和继发感染。

（3）全身症状有恶心、呕吐、腹痛、腹泻、食欲缺乏、胃肠激惹现象。

（4）还有焦虑不安、失眠、夜惊、易激动、注意力不集中等精神症状。

（5）偶见异位寄生其他器官和侵入邻近器官引起阑尾炎、阴道炎、盆腔炎和腹膜炎等。

（6）外周血见嗜酸性粒细胞增多。

4. 诊断

（1）主要依靠临床症状，同时检出虫卵或成虫以确定诊断。

（2）蛲虫一般不在肠内产卵，须从肛门周围皮肤皱襞处直接采集标本。

（3）可于夜间患儿入睡后 1～3 小时观察肛周皮肤皱褶处有无白色小线虫或凌晨用透明胶纸紧压肛周部位粘取虫卵，然后在显微镜下观察虫卵，多次检查可提高阳性率。

5. 治疗

（1）驱虫治疗

①恩波吡维铵为治疗蛲虫感染的首选药物。可干扰虫体呼吸酶系统，抑制呼吸，阻碍虫体对葡萄糖的吸收。

②噻嘧啶为广谱高效驱虫药。可抑制虫体胆碱酯酶，阻断虫体神经肌肉接头冲动传递，麻痹虫体，使其安全排出体外，口服很少吸收。

③甲苯咪唑。

（2）局部用药：睡前清洗会阴和肛周，涂擦蛲虫软膏杀虫止痒；或噻嘧啶栓剂塞肛，连用 3~5 天。

四、钩虫病

1. 概述

（1）是由钩虫科线虫寄生于人体小肠所引起的肠道寄生虫病。

（2）轻者可无症状，仅在粪便中发现虫卵，称钩虫感染。表现为贫血、营养不良、胃肠功能失调，严重贫血可致心功能不全和生长发育障碍。长期反复感染可影响小儿生长发育和智力。

2. 流行病学

（1）钩虫病患者为主要传染源。

（2）皮肤接触污染的土壤是主要感染途径。

（3）小儿年龄越大，感染率越高。

3. 临床表现

（1）钩蚴引起的症状

①钩蚴皮炎：钩蚴入侵皮肤处（足趾或手指间皮肤薄处及暴露的皮肤多见），可有红色点状丘疹或小水泡、烧灼、针刺感、奇痒，数日内消失。搔抓破后常继发感染形成脓疱，引起发热和淋巴结炎。

②呼吸道症状：感染后 3~7 天，幼虫移行至肺部可引起喉咙发痒、咳嗽、发热、气急和哮喘，痰中带血丝，甚至大咯血。胸部 X 线见肺有短暂浸润性病变，血嗜酸性粒细胞增高。病程数日或数周。

（2）成虫引起的症状

①贫血：失血性贫血是主要症状；不同程度的贫血、皮肤黏膜苍白、乏力、眩晕，影响小儿体格和智力发育；严重者可有贫血性心脏病。

②消化道症状：初期贪食、多食易饥，体重下降。后期食欲下降，胃肠功能紊乱，腹胀不适，异食癖，营养不良，严重者可出现便血。

（3）婴儿钩虫病

①急性便血性腹泻，胃肠功能紊乱，大便黑色或柏油样。

②面色苍白，发热，心尖部明显收缩期杂音，肝脾肿大，生长发育迟缓，严重贫血，血红蛋白低于50g/L。

③大多数白细胞数增高，嗜酸性粒细胞显著增高，有时呈类白血病样反应。

4. 诊断

（1）病原体检查

①粪便中检出钩虫卵或孵化出钩蚴是确诊的依据。

②当咳嗽时痰中找到钩蚴亦可确诊。

③流行区有贫血、胃肠功能紊乱、异食癖、营养不良、生长发育迟缓的小儿应考虑钩虫病可能。

④粪便饱和盐水漂浮法简便易行，钩蚴培养法检出率较高。

（2）免疫学诊断：适用于大规模普查。用钩虫虫体抗原进行皮内试验，阳性者结合流行病学及临床特点可作出早期诊断。

5. 治疗

（1）驱虫治疗

①苯咪唑类药物：一类广谱驱肠线虫药，具有杀死成虫和虫卵的作用。常用药物有：甲苯咪唑、阿苯达唑。严重心功能不全、活动性溃疡病患儿慎用。

②噻嘧啶：一类广谱驱肠线虫药。

③左旋咪唑：广谱驱肠虫药，肝肾功能不良者慎用。

④联合用药：左旋咪唑与噻嘧啶合用可提高疗效。

（2）对症治疗：纠正贫血，给予铁剂和充足营养，严重贫血可少量多次输血。

小结速览

感染性疾病

- 病毒感染
  - 麻疹
    - 表现：发热、上感症状、柯氏斑、充血性红色斑丘疹及疹退后色素沉着等
    - 预防：隔离患者、切断传播途径、主被动免疫等
  - 脊髓灰质炎
    - 病理：肢体迟缓性麻痹（脊髓前角运动细胞受损）
    - 治疗：对症处理及支持治疗
  - 水痘
    - 表现：皮疹呈向心性分布伴痒感，可见红色斑疹、丘疹和结痂同时存在
    - 治疗：抗病毒、止痒、对症处理等
  - 手足口病
    - 病原体：肠道病毒 71 型和柯萨奇病毒 A16 型
    - 表现：手、足、口、臀等部位可见散发性的皮疹和疱疹等
- 细菌感染
  - 脓毒症
    - 表现：原发感染灶、感染中毒症状、皮疹、肝脾大等
    - 治疗：抗生素（二联或三联联合）、并发症的防治等
  - 脓毒性休克
    - 分期：休克代偿期、失代偿期、不可逆期
    - 治疗：液体复苏、血管活性药物、肾上腺皮质激素等

感染性疾病 — 结核病

总论
- 诊断：病史（中毒症状＋结核接触史等）、结核菌素试验等
- 治疗：抗结核药物（杀菌和抑菌）、化疗方案（标准、两阶段、短程疗法）等

原发型肺结核（小儿最常见）
- 包括原发综合征和支气管淋巴结结核
- 表现：结核中毒症状＋婴儿生长发育障碍＋淋巴结肿大等

急性粟粒性肺结核
- 来源：多为原发综合征经血行播散而来
- CT：大小、密度、分布一致的粟粒影
- 治疗：抗结核药物、糖皮质激素

结核性脑膜炎（小儿最严重）
- 诊断：病史＋表现（性格改变、头痛等）＋脑脊液（糖和氯化物降低，蛋白量增高）等
- 治疗：抗结核治疗（强化和巩固治疗）、降低颅内压、糖皮质激素等

第九章 消化系统疾病

● **重点** UC 和 CD 的鉴别；肠套叠的临床表现及治疗。
○ **难点** 先天性巨结肠的诊断；先天性肥厚性幽门狭窄的临床表现。
★ **考点** 腹泻病的病因、诊断及治疗。

第一节 儿童消化系统解剖生理特点

1. 口腔 有吸吮、吞咽、咀嚼、消化、味觉、感觉和语言等功能。3~4 个月时唾液分泌开始增加，常发生生理性流涎。

2. 食管长度 新生儿时 8~10cm；1 岁时 12cm；5 岁时为 16cm；学龄儿童 20~25cm；成人 25~30cm，全长相当于从咽喉部到剑突下距离，插胃管长度为从鼻根至剑突的距离。食管横径，婴儿为 0.6~0.8cm，幼儿为 1cm，学龄儿童为 1.2~1.5cm。食管 pH 通常在 5.0~6.8。新生儿、婴儿食管呈漏斗状，常发生胃食管反流。

3. 胃容量 新生儿为 30~60ml，1~3 个月时 90~150ml，1 岁时 250~300ml，5 岁时 700~850ml，成人约 2000ml。胃内水的排空时间为 1.5~2 小时；母乳 2~3 小时；牛乳 3~4 小时；早产儿胃排空更慢，易发生胃潴留。

4. 儿童肠管 多为身长的 5~7 倍（成人仅为 4 倍），或坐高的 10 倍。小肠的主要功能包括运动（蠕动、摆动、分节运动）、消化、吸收及免疫。大肠的主要功能是贮存食物残渣、进一步吸收水分以及形成粪便。婴幼儿易发生肠扭转和肠套叠且大便次数多。

5. 肝脏 年龄越小，肝脏相对越大。婴儿易受不利因素影响（缺氧、感染、药物、先天性代谢异常）可使肝肿大，影响正常功能。婴儿时期胆汁分泌少，对脂肪消化、吸收功能差。

6. 胰腺 生后 3 ~ 4 个月胰腺发育较快，胰液分泌量多；生后 1 年，胰腺外分泌部生长快，为出生时 3 倍。胰液分泌量随年龄生长而增加。酶类出现顺序为：胰蛋白酶→糜蛋白酶→羧基肽酶→脂肪酶→淀粉酶。

7. 肠道 在母体内，胎儿肠道是无菌的，生后数小时开始细菌即进入肠道，婴幼儿肠道正常菌群脆弱，易受许多内外界因素影响而失调，导致消化功能紊乱。

8. 排出时间 食物进入消化道至粪便排出时间因年龄而异。母乳喂养的婴儿平均为 13 小时，人工喂养者平均为 15 小时，成人平均为 18 ~ 24 小时。新生儿、婴儿口服钡剂到排出时间平均为 8 小时，成人平均约为 24 小时。

第二节 口 炎

口炎是指口腔黏膜由于各种感染引起的炎症，多见于婴幼儿。可单独发生，亦可继发于全身疾病。感染常由细菌、病毒、真菌引起，后两者感染所致的口炎是儿科常见疾病。

一、鹅口疮

1. 概述

（1）鹅口疮为**白念珠菌感染**在口腔黏膜表面形成白色斑膜的疾病。

（2）多见于新生儿和婴幼儿，营养不良、腹泻、长期使用广谱抗生素的患儿常有此症。

（3）新生儿多由产道感染或因哺乳时污染的奶头和乳具获得感染。

2. 临床表现

（1）口腔及咽部有大小不等的白色片状物附着于黏膜，不易擦去，周围无炎症反应，若强行剥去可引起溢血。

（2）不痛，不流涎，一般不影响吃奶，无全身症状。

（3）重症则全部口腔均被白色斑膜覆盖，甚至可蔓延到咽、喉等处，此时可危及生命。可伴低热、拒食、吞咽困难。使用抗生素可加重病情，促其蔓延。

3. 治疗

（1）一般不需口服抗真菌药物。

（2）可用**2%碳酸氢钠**溶液于哺乳前后清洁口腔，或局部涂抹制霉菌素溶液，亦可口服肠道微生态制剂，抑制真菌生长。

（3）预防：应注意哺乳卫生，加强营养，适当增加维生素 B_2 和维生素 C。

二、疱疹性口腔炎

1. 概述

（1）疱疹性口腔炎为**单纯疱疹病毒Ⅰ型**感染所致。

（2）多见于1~3岁婴幼儿，在公共场所容易传播，发病无明显季节差异。

2. 临床表现

（1）常好发于颊黏膜、齿龈、舌、唇内、唇红部及邻近口周皮肤。

（2）起病时高热，口腔黏膜出现单个或成簇的小疱疹，直径约2mm，周围有红晕，破溃后形成溃疡，有黄白色纤维素性分泌物覆盖。

（3）因疼痛剧烈，患儿可表现拒食、流涎、烦躁，常因拒食啼哭才被发现。

（4）体温在 3~5 天后恢复正常，病程 1~2 周。

3. 鉴别诊断　疱疹性咽峡炎：

（1）由柯萨奇病毒感染所致，多发生在夏秋季。

（2）骤起发热、咽痛，初起时咽部充血，并有灰白色疱疹，四周有红晕，疱疹破溃形成黄色溃疡。

（3）疱疹主要发生在咽部和软腭，有时见于舌，但不累及齿龈和颊黏膜，与疱疹性口腔炎迥异。

4. 治疗

（1）保持口腔清洁，多饮水，以微温或凉的流质食物为宜，避免刺激性食物。

（2）局部可喷西瓜霜、锡类散等。

（3）疼痛严重者可在餐前用2%利多卡因涂抹局部。

（4）抗生素不能缩短病程，仅用于有继发感染者。

第三节　胃食管反流及反流性食管炎

一、概述

1. 指胃内容物，包括从十二指肠流入胃的胆盐和胰酶等反流入食管甚至口咽部。

2. 分类

（1）生理性反流：小婴儿食管下端括约肌（LES）发育不成熟或神经肌肉协调功能差，出现反流。

（2）病理性反流：由于 LES 的功能障碍和与其功能有关的组织结构异常，致 LES 压力低下而出现反流，可以发生于睡眠、仰卧位及空腹时，即胃食管反流病（GERD）。

二、病因和发病机制

1. 抗反流屏障功能低下 LES 压力降低（引起 GER 主要原因）；LES 周围组织作用减弱。

2. 食管廓清能力降低

3. 食管黏膜的屏障功能破坏

4. 胃、十二指肠功能失常

三、临床表现

1. 呕吐

（1）新生儿和婴幼儿以呕吐为主要表现。

（2）多发生在进食后，有时在夜间或空腹时，严重者呈喷射状。

（3）呕吐物为胃内容物，可含少量胆汁，也有表现为溢乳或吐泡沫。

（4）年长儿以反胃、反酸、嗳气等症状多见。

2. 反流性食管炎

（1）胃灼热：见于有表达能力的年长儿，位于胸骨下段，饮用酸性饮料可使症状加重。

（2）咽下疼痛：婴幼儿喂奶困难、拒食；年长儿吞咽时疼痛。

（3）呕血和便血：食管炎严重者可有糜烂或溃疡，出现呕血或黑便。重者可有缺铁性贫血。

3. Barrette 食管 由于慢性 GER，食管下端鳞状上皮被增生的柱状上皮替代，抗酸力增强，但更易发生食管溃疡、狭窄和腺癌。

4. 食管外症状

（1）与 GERD 相关的呼吸系统疾病：反复呼吸道感染，吸入性肺炎，哮喘，窒息和呼吸暂停。

（2）营养不良：主要表现为体重不增和生长发育迟缓、贫血。

（3）神经症状

①Sandifer综合征：患儿出现"公鸡头样"姿势，伴杵状指、贫血等。

②婴儿哭吵综合征：表现为易激惹、夜惊、进食时哭闹。

四、辅助检查

1. 食管 pH 动态监测　最可靠诊断方法。可准确反映反流发生频率和时间。

2. 食管内镜检查及黏膜活检　内镜诊断及分级标准。0级：食管黏膜无异常；Ⅰ级：黏膜点状或条状发红糜烂，无融合现象；Ⅱ级：黏膜有条状发红、糜烂并有融合，但小于周径 2/3；Ⅲ级：黏膜广泛发红、糜烂，融合成全周性或有溃疡。

五、诊断

GER临床表现复杂且缺乏特异性。凡临床发现不明原因反复呕吐、咽下困难、食管外症状（反复发作的慢性呼吸道感染、营养不良、原因不明的哭吵等）症状时，应考虑 GER 的可能。

六、鉴别诊断

1. 贲门失弛缓症　通过 X 线钡餐造影、内镜和食管测压等可确诊。

2. 以呕吐为主要表现的应排除消化道器质性疾病　如先天性幽门肥厚性狭窄等。

3. 年长儿应除外其他致病因素所引起组织损伤而出现的类似症状。

七、治疗

1. 体位治疗 清醒状态下为直立位和坐位，睡眠时保持左侧卧位及上体抬高，减少反流频率及反流物误吸。

2. 饮食治疗 少量多餐，睡前不进食，避免降低 LES 张力和增加胃酸分泌的食物，如酸性饮料、巧克力等。

3. 药物治疗

（1）促胃肠动力药物：多潘立酮。

（2）抗酸和抑酸剂：H_2 受体阻滞剂（西咪替丁）、质子泵抑制剂（奥美拉唑）、中和胃酸药（氢氧化铝凝胶）等。

（3）黏膜保护剂：硫糖铝、硅酸铝盐等。

4. 外科治疗

第四节　胃炎和消化性溃疡

一、胃炎

指由各种物理性、化学性或生物性有害因子引起的胃黏膜或胃壁炎性病变，分为急性和慢性。

（一）病因与发病机制

1. 急性胃炎 多为继发性，由严重感染、休克、颅内损伤、呼吸衰竭和其他危重病等所致的应激反应。

2. 慢性胃炎 有害因子长期反复作用于胃黏膜引起损伤的结果，儿童以非萎缩性胃炎最常见。

（二）临床表现

1. 急性胃炎

（1）发病急骤。

（2）轻者仅有腹痛、食欲不振、恶心、呕吐。

（3）重者可表现呕血、黑便、脱水、电解质紊乱、酸碱失衡及全身中毒症状。

2. 慢性胃炎

（1）反复发作、无规律性的腹痛，常出现于进食过程中或餐后。

（2）部位多为上、中腹，脐周或不定，疼痛性质可轻可重。

（3）可伴有食欲不振、恶心、呕吐等症状。胃黏膜糜烂出血者伴呕血、黑便。

（三）辅助检查

1. 胃镜检查（最有价值、可靠的诊断手段）

（1）可见黏膜充血、水肿、糜烂，有时可见黏液斑或反流的胆汁。

（2）Hp 感染时，可见胃黏膜微小结节形成。

2. 幽门螺杆菌检测

（四）病理

1. 急性胃炎　上皮细胞变性、坏死，固有膜大量中性粒细胞浸润，腺体细胞呈不同程度变性坏死。

2. 慢性胃炎

（1）非萎缩性胃炎可见上皮细胞变性，固有膜炎性细胞主要为淋巴细胞、浆细胞浸润。

（2）萎缩性胃炎主要为固有腺体萎缩，肠腺化生及炎症细胞浸润。

（五）诊断与鉴别诊断

1. 根据病史、体检、临床表现、胃镜及病理学检查，基本可以确诊。

2. 急性发作的腹痛必须注意与外科急腹症以及肝胆、胰、肠等腹内脏器的器质性疾病、腹型过敏性紫癜相鉴别。

3. 慢性反复发作的腹痛应与消化性溃疡、嗜酸细胞胃肠炎、肠道寄生虫病及功能性腹痛等疾病鉴别。

（六）治疗

1. 急性胃炎

（1）去除病因，积极治疗原发病。

（2）避免服用一切刺激性食物和药物，及时纠正水、电解质紊乱。

（3）有上消化道出血者应卧床休息，保持安静，监测生命体征及呕吐与黑粪情况。

（4）静脉滴注抑酸剂，口服胃黏膜保护剂，可用局部黏膜止血的方法。

（5）细菌感染者应用有效抗生素。

2. 慢性胃炎

（1）饮食治疗：养成良好的饮食和生活习惯。饮食定时定量，避免食用刺激性食物和对胃黏膜有损害的药物。

（2）药物治疗

①黏膜保护剂：如碱式碳酸铋、硫糖铝、蒙脱石粉剂等。

②抑制胃酸药物：常用西咪替丁、雷尼替丁等。

③胃肠动力药：多潘立酮、西沙必利等。

④有幽门螺杆菌感染者应进行规范的抗 Hp 治疗。

二、消化性溃疡

（一）概述

消化性溃疡即胃溃疡（GU）和十二指肠溃疡（DU），以学龄儿童发病多见。婴幼儿 GU 和 DU 发病率相近。年长儿以 DU

多见，男孩多于女孩，可有明显的家族史。

（二）病理

1. DU 好发于球部，偶尔位于球后以下的部位，称球后溃疡。多为单发。

2. GU 多发生在胃窦、胃角，胃镜下观察呈圆形，底部有灰白苔，周围黏膜充血、水肿。

3. 胃和十二指肠同时有溃疡时称复合溃疡。

（三）临床表现

无特异性，年龄越小，症状越不典型。

1. 新生儿期

（1）继发性溃疡多见，原发病有早产、出生窒息等缺血缺氧、败血症等疾病。

（2）常表现急性起病，呕血、黑便。

2. 婴儿期

（1）继发性溃疡多见，发病急，首发症状可为消化道出血和穿孔。

（2）原发性以 GU 多见，表现为食欲差、呕吐、生长发育迟缓等，也可表现为呕血、黑便。

3. 幼儿期

（1）GU 和 DU 发病率相等。

（2）常见进食后呕吐，间歇发作脐周及上腹部疼痛，夜间及清晨痛醒，呕血、黑便等。

4. 学龄前及学龄期

（1）以原发性 DU 多见。

（2）反复发作脐周及上腹部胀痛，饥饿时或夜间多发。严重者可有呕血、便血，并发穿孔时疼痛剧烈并放射至背部或右上腹部。

（四）并发症

主要为出血、穿孔和幽门梗阻，常可伴发缺铁性贫血。

1. 消化道出血常常是小儿消化性溃疡的首发症状，重症可出现失血性休克。

2. 如溃疡穿孔至腹腔或邻近器官，可出现腹膜炎、胰腺炎等。

3. 如炎症和水肿较广泛，可出现急慢性梗阻。

（五）辅助检查

1. 消化道出血相关的实验室检查

2. 上消化道内镜检查 诊断溃疡病准确率最高的方法。

（1）能准确诊断溃疡，观察病灶大小、周围炎症的轻重。

（2）可取黏膜活检进行病检和细菌学检查，并控制活动性出血。

3. 胃肠 X 线钡餐造影 适用于对胃镜检查有禁忌者。

（1）直接征象：发现胃和十二指肠壁龛影可确诊。

（2）间接征象：溃疡对侧切迹，十二指肠球部痉挛、畸形对本病有诊断参考价值。

4. 我国儿童 Hp 现症感染的诊断

（1）Hp 培养阳性。

（2）组织病理学检查和快速尿素酶试验均为阳性。

（3）组织病理学检查和快速尿素酶试验结果不一致时，需进一步行非侵入性检查，如^{13}C 尿素呼吸试验或粪便 Hp 抗原检测。

（4）消化性溃疡出血时，组织病理学检查和快速尿素酶试验中任一项阳性。

（六）诊断

1. 儿童消化性溃疡的症状和体征不典型

2. 有以下体征者应警惕消化性溃疡的可能

（1）剑突下有烧灼感或饥饿痛。

（2）反复发作、进食后缓解的上腹痛，夜间及清晨症状明显。

（3）与饮食有关的呕吐。

（4）反复胃肠不适，且有溃疡病，尤其是 DU 家族史。

（5）原因不明的呕血、便血。

（6）粪便潜血试验阳性的贫血患儿等。

（七）鉴别诊断

1. 腹痛 应与肠痉挛、蛔虫病、腹腔脏器感染、结石等鉴别。

2. 呕血 新生儿和小婴儿呕血见于新生儿自然出血症、食管裂孔疝等。年长儿应与胃底和食管静脉曲张破裂及全身出血性疾病鉴别。

3. 便血 消化性溃疡出血多为柏油样便，鲜红色便血仅见于大量出血者。

（八）治疗

1. 一般治疗 培养良好的饮食习惯，避免过度疲劳及精神紧张，避免食用刺激性食物和药物等。

2. 药物治疗

（1）抑制胃酸治疗：消除侵袭因素的主要途径。

①H_2受体阻滞剂：西咪替丁、雷尼替丁等。

②质子泵抑制剂：奥美拉唑等。

③中和胃酸的抗酸剂：碳酸钙、氢氧化铝等。

（2）胃黏膜保护剂：硫糖铝、胶体次枸橼酸铋剂。

（3）抗幽门螺杆菌（Hp）治疗

①抗生素：阿莫西林、克拉霉素、甲硝唑、替硝唑。

②铋剂：胶体次枸橼酸铋剂（>6岁）。

③抗酸分泌药：奥美拉唑。

目前多主张联合用药，一线方案：PPI/铋剂＋克拉霉素＋阿莫西林，疗程 10 或 14 天。

3. 消化性溃疡应考虑手术的情况

（1）溃疡合并穿孔。

（2）难以控制的出血，失血量大，48 小时内失血量超过血容量的 30％。

（3）瘢痕性幽门梗阻，经胃肠减压等保守治疗 72 小时仍无改善。

（4）慢性难治性疼痛。

第五节　炎症性肠病

一、概述

1. 炎症性肠病（IBD）指原因不明的一组非特异性慢性胃肠道炎性疾病，包括溃疡性结肠炎（UC）、克罗恩病（CD）和未定型结肠炎（IC）。

2. 多以初发型为主，发病年龄越小，症状越严重。

二、病理

1. 溃疡性结肠炎

（1）主要累及结直肠，病变呈弥漫性、连续性分布，多位于黏膜层，浆膜层无明显异常。

（2）镜下为非特异性炎症，腺体破坏是该病的重要特征，肠黏膜隐窝处多见隐窝脓肿形成。

2. 克罗恩病

（1）可侵犯整个消化道，最常累及末端回肠，病变呈节段性分布。

（2）镜下见急、慢性炎症细胞浸润肠壁全层，有时形成裂隙样溃疡、肉芽肿等。

三、临床表现

鉴别点	克罗恩病	溃疡性结肠炎
病变范围	全消化道	主要在结肠
病变特点	跳跃式	连续性
病变累及深度	全层，不对称	黏膜和黏膜下层，环周
内镜特征	纵行深溃疡，肉芽肿	弥漫性浅溃疡，假息肉
并发症	梗阻、瘘管、出血、营养吸收障碍等	出血，结肠扩张（巨结肠），癌变狭窄
预后	差	相对好
对治疗的反应	可控制，不可治愈	可控制，可治愈
治疗难度	更大	大

四、辅助检查

1. 实验室检查

（1）活动期白细胞计数升高，CRP升高，血沉加快。

（2）严重或病情持续时血清白蛋白下降。

（3）粪便常规与培养对非IBD肠道感染可起鉴别作用。

（4）血清标志物：抗中性粒细胞胞质抗体（p-ANCA）和抗酿酒酵母抗体（ASCA）分别为溃疡性结肠炎和克罗恩病的相对特异性抗体。

2. 胃肠道内镜检查

（1）克罗恩病：节段性分布、黏膜呈鹅卵石样改变、裂隙状溃疡，伴瘘管、肛周病变等。

（2）溃疡性结肠炎：结直肠连续且弥漫的浅表溃疡、假性息肉等。

3. X 线钡剂灌肠检查　显示 IBD 病变及肠管的狭窄、僵硬和内瘘。

4. 腹部 CT 扫描、MRI 或 MRI 双重造影

五、诊断与鉴别诊断

1. 诊断　对腹痛、腹泻、便血及体重减轻等症状持续 > 4周患儿，应高度怀疑 IBD，结合患儿的肠外表现，实验室、内镜检查、病理检查、影像学检查等做出诊断。

2. 鉴别诊断

（1）肠结核：主要与克罗恩病鉴别。

①纵行溃疡多见于克罗恩病，而横向溃疡多见于结核。

②肠结核瘘管及肛周病变不常见。

③对鉴别有困难者，建议先行诊断性抗结核治疗。

（2）急性阑尾炎：起病急，腹泻少，常转移性右下腹痛，血象示白细胞计数增高显著。

（3）其他：慢性细菌性痢疾、阿米巴肠炎、出血坏死性肠炎、白塞病等。

六、治疗

1. 营养支持　IBD 治疗的重要措施之一。

2. 药物治疗

（1）氨基水杨酸类药物

①5 - 氨基水杨酸（5 - ASA）是治疗 IBD 的最常用药物，

有抑制局部炎症、清除自由基等作用。

②5 - ASA 是目前轻中度溃疡性结肠炎患者诱导缓解以及维持治疗的一线药物。

（2）糖皮质激素

①一般适用于 IBD 急性发作期且足量 5 - ASA 治疗无效时，通常不用于维持缓解治疗。

②不宜长期糖皮质激素治疗。

③部分患儿对激素有依赖性，逐渐减量时，尤其发病年龄早的患儿容易复发。

（3）免疫抑制剂

①常用于氨基水杨酸类药物和激素治疗无效、激素依赖者。

②硫代嘌呤应用于中重度 CD 患儿的早期。

（4）生物治疗

（5）抗生素：甲硝唑和环丙沙星为克罗恩病治疗中最常用的抗生素。

3. 手术治疗

（1）急诊手术：当患儿出现危及生命的并发症，如肠穿孔、顽固性出血或中毒性巨结肠，而药物治疗无效者应及时手术。

（2）择期手术：内科治疗后症状顽固不缓解、长期药物治疗不能耐受者、出现难治性瘘管和窦道等情况时。

4. 心理辅导

第六节　先天性肥厚性幽门狭窄

一、概述

先天性肥厚性幽门狭窄是由于幽门环肌增生肥厚，使幽门管腔狭窄而引起的上消化道不完全梗阻性疾病。第一胎多见，男性多见，多为足月儿。

二、临床表现

典型症状和体征为无胆汁的喷射性呕吐、胃蠕动波和右上腹肿块。

1. 呕吐 是主要症状，一般在出生后 2～4 周。开始为溢乳，逐日加重呈无胆汁的喷射性呕吐，患儿呕吐后即饥饿欲食。呕吐严重时，患儿体重不增或下降，逐渐出现营养不良、组织缺氧等症状。

2. 黄疸 部分患儿伴有黄疸，非结合胆红素增高，手术后数日即消失。

3. 腹部体征 右上腹肿块为特有体征。在右上腹肋缘下腹直肌外缘处轻轻向深部按扪，可触到橄榄形、质较硬的肿块，可以移动。

三、辅助检查

1. 腹部 B 超 首选的无创检查。测量若幽门肌厚度≥4mm、幽门管直径≥13mm、幽门管长度≥17mm，即可诊断为本病。

2. X 线钡餐检查

（1）透视下可见胃扩张，钡剂通过幽门排出时间延长，胃排空时间延长。

（2）幽门胃窦呈鸟嘴状改变，管腔狭窄如线状，十二指肠球部压迹呈"蕈征""双肩征"等为诊断本病特有的 X 线征象。

四、鉴别诊断

| 喂养不当 | 喂奶过多、过急或喂奶后体位放置不当等，均为新生儿呕吐的常见原因 |

幽门痉挛	多在生后即出现间歇性不规则呕吐，量不多，无进行性加重，B 超检查无幽门肌层肥厚
胃食管反流	呕吐为非喷射性，上腹无蠕动波，无右上腹橄榄样肿块。X 线钡餐检查、食管 24 小时 pH 监测等可协助确诊
胃扭转	生后数周内出现呕吐，移动体位时呕吐加剧
其他先天性消化道畸形	结合症状及必要的影像学检查等有助于鉴别

五、治疗

确诊后应及早纠正营养状态，并进行幽门肌切开术，手术方法简便，效果良好。

第七节 肠 套 叠

一、概述

肠套叠指部分肠管及其肠系膜套入邻近肠腔所致的一种肠梗阻，是婴幼儿常见的急腹症之一。患儿年龄多在 2 岁以内，男孩发病率多于女孩，常伴发于胃肠炎和上呼吸道感染。

二、临床表现

1. 急性肠套叠

（1）腹痛：突发剧烈的阵发性绞痛，持续数分钟后缓解，间歇 5～10 分钟后又重复发作。

（2）呕吐：初为胃内容物，后可含胆汁，最后可呈粪便样液体。

（3）血便：果酱样黏液血便，或直肠指检发现血便。

（4）腹部包块：右上腹季肋下触及腊肠样套叠包块，晚期右下腹有空虚感。

（5）全身状况：早期情况尚好。晚期全身状况恶化，出现严重脱水、高热、昏迷和休克等。

2. 慢性肠套叠 主要表现为阵发性腹痛，腹痛时上腹或脐周可触及肿块，不痛时腹部平坦、柔软、无包块，病程有时长达十余日。

三、辅助检查

1. 腹部 B 超检查 套叠部位显示"同心圆"或"靶环状"肿块影像，纵断扫描可见"套筒征"。

2. B 超监视下水压灌肠 诊断治疗可同时完成。

3. 空气灌肠 在 X 线透视下可见杯口阴影及套叠头的块影。

4. 钡剂灌肠 只用于慢性肠套叠疑难病例。

四、诊断

凡健康婴幼儿突发阵发性腹痛或阵发性规律性哭闹、呕吐、便血和腹部扪及**腊肠样肿块**时可确诊。早期在未排出血便前应做直肠指检。

五、鉴别诊断

1. 细菌性痢疾 黏液脓血便，里急后重，多伴高热等感染中毒症状。粪检见成堆脓细胞，细菌培养阳性。

2. 梅克尔憩室出血 大量血便，常为无痛性，亦可并发肠套叠。

3. 过敏性紫癜 有阵发性腹痛，呕吐、便血，有时左右下腹可触及肿块，但绝大多数患儿有出血性皮疹、关节肿痛，部分病例有蛋白尿或血尿。

六、治疗

1. 非手术治疗

（1）**灌肠疗法的适应证**：肠套叠在48小时内，全身情况良好，无明显脱水及电解质紊乱。

（2）**禁忌证**

①病程已超过48小时，全身情况差，有脱水、精神萎靡、高热、休克等症状者，<3个月婴儿尤注意。

②高度腹胀、腹膜刺激征、X线腹部平片有多数液平面者。

③套叠头部已达脾曲，肿物硬且张力大者。

④多次复发疑有器质性病变者。

⑤小肠型肠套叠。

（3）方法

①B超监视下水压灌肠；

②空气灌肠；

③钡剂灌肠复位。

（4）**灌肠复位成功的表现**

①拔出肛管后排出大量带臭味黏液血便和黄色粪水。

②患儿很快入睡，不哭闹呕吐。

③腹部平软，触不到包块。

④灌肠复位后给0.5～1g活性炭口服，6～8小时后有炭末排出，表示复位成功。

2. 手术治疗 肠套叠超过48～72小时，或虽时间不长但病情严重疑有肠坏死或穿孔者，以及小肠型肠套叠均需手术治疗。

第八节　先天性巨结肠

一、概述

本病是由于直肠或结肠远端的肠管持续痉挛，粪便淤滞在近端结肠，使该肠管肥厚、扩张。是婴儿常见的先天性肠道畸形，有遗传倾向。

二、临床表现

1. 胎便排出延迟、顽固性便秘和腹胀。

2. 呕吐（量少，含少量胆汁）、营养不良、发育迟缓。

3. 直肠指检　直肠壶腹部空虚感，拔指后由于近端肠管积存大量粪便，可排出恶臭气体及大便。

三、并发症

1. 小肠结肠炎　常见，可见于任何年龄，尤其是新生儿。

2. 肠穿孔　多见于新生儿，常见的穿孔部位为乙状结肠和盲肠。

3. 继发感染　如败血症、肺炎等。

四、辅助检查

1. X 线检查

（1）腹部立位平片：多显示低位不完全性肠梗阻，近端结肠扩张，盆腔无气体或少量气体。

（2）钡剂灌肠

①诊断率在 90% 左右，可显示典型的痉挛段、移行段和扩张段，呈"漏斗状"改变。

②痉挛段及其上方的扩张肠管，排钡功能差，若黏膜皱襞变粗（锯齿状变化），提示伴有小肠结肠炎。

2. 直肠、肛门测压检查 患儿直肠、肛门内括约肌反射性松弛过程消失，直肠肛门抑制反射阴性。

3. 直肠黏膜活检、直肠肌层活检

五、诊断及鉴别诊断

1. 诊断 凡新生儿生后胎粪排出延迟或不排胎粪，伴有腹胀、呕吐应考虑本病。婴幼儿有长期便秘史和腹胀等体征者即应进行特殊检查。

2. 鉴别诊断

（1）新生儿期

①胎粪塞综合征：可出现一过性低位肠梗阻症状，经灌肠排出胎粪后，即可正常排便且不再复发。

②先天性肠闭锁：表现为低位肠梗阻症状，钡剂灌肠 X 线造影可明确诊断。

③新生儿坏死性小肠结肠炎：X 线平片示肠壁有气囊肿和（或）门静脉积气。

（2）婴儿及儿童期：应与继发性巨结肠、功能性便秘等鉴别。

六、治疗

先天性巨结肠许多并发症发生在生后 2 个月内，故要特别重视此期间的治疗。

1. 保守治疗 口服缓泻剂、使用开塞露并予灌肠支持治疗。

2. 手术治疗

（1）包括结肠造瘘术和根治术。

（2）凡合并小肠结肠炎不能控制者，合并营养不良、高热、贫血、腹胀、不能耐受根治术者，或保守治疗无效、腹胀明显影响呼吸者，均应及时行结肠造瘘术。

第九节　腹　泻　病

一、概述

1. **腹泻病**是一组由多病原、多因素引起的以大便次数增多和大便性状改变为特点的消化道综合征。是我国婴幼儿最常见的疾病之一。

2. 6个月至2岁婴幼儿发病率高，是造成儿童营养不良、生长发育障碍的主要原因之一。

3. 婴幼儿容易患腹泻病，主要与下列易感因素有关。

（1）婴儿消化、内分泌等系统发育尚未成熟，对缺水的耐受力差。

（2）生长发育快，食物以液体为主，胃肠道负担重。

（3）机体及肠黏膜免疫功能不完善。

（4）新生儿生后尚未建立正常肠道菌群，改变饮食或滥用广谱抗生素易致肠道菌群失调。

（5）人工喂养的营养物质在加热中被破坏，且食物和食具易受污染。

二、病因

1. **感染因素**　由病毒、细菌、真菌、寄生虫引起，以前两者多见，尤其是病毒。

（1）**病毒感染**：寒冷季节的婴幼儿腹泻80%由病毒感染引起，尤以轮状病毒、肠道病毒多见。

（2）细菌感染

①致腹泻大肠埃希菌（分为 5 组）：致病性、产毒性、侵袭性、出血性和黏附－集聚性。

②空肠弯曲菌：95% ～99% 的弯曲菌肠炎是由胎儿弯曲菌空肠亚种（简称空肠弯曲菌）所致。

③耶尔森菌、沙门菌、金黄色葡萄球菌等均可引起腹泻。

（3）真菌：婴儿以白念珠菌性肠炎多见。

（4）寄生虫：常见蓝氏贾第鞭毛虫、阿米巴原虫等。

（5）肠道外感染：由于发热、感染原释放的毒素；抗生素治疗；直肠局部激惹作用等。

（6）使用抗生素引起的腹泻。

2. 非感染因素

（1）饮食因素

①喂养不当，多为人工喂养儿，原因为喂养不定时、过早添加辅食等。

②过敏性腹泻，如食物过敏相关性肠病、小肠结肠炎等。

③原发性或继发性双糖酶（主要为乳糖酶）缺乏或活性降低。

（2）气候因素：受凉导致肠蠕动加快、天气过热消化液分泌少等。

三、发病机制

1. 肠腔内存在大量不能吸收的具有渗透活性的物质——**"渗透性"腹泻**。

2. 肠腔内电解质分泌过多——**"分泌性"腹泻**。

3. 炎症所致的液体大量渗出——**"渗出性"腹泻**。

4. 肠道蠕动功能异常——**"肠道功能异常性"腹泻**。

但在临床上很多腹泻并非由某种单一机制引起，而是在多种机制共同作用下发生的。

四、临床表现

1. 急性腹泻 连续病程小于 2 周。

（1）轻型

①常由饮食因素及肠道外感染引起。

②以胃肠道症状为主，表现为食欲缺乏、呕吐、大便次数增多及性状改变等。

③无脱水及全身中毒症状，多在数日内痊愈。

（2）重型

①多为肠道内感染引起。

②常急性起病，也可由轻型逐渐加重、转变而来。

③除有较重的胃肠道症状外，还有较明显的脱水、电解质紊乱和全身感染中毒症状。

④重型腹泻病时常出现代谢性酸中毒、低钾血症等离子紊乱。

（3）腹泻伴代谢性酸中毒

①发生原因

a. 腹泻丢失大量碱性物质。

b. 进食少，肠吸收不良，机体能量不足，导致脂肪氧化增加，酮体增多。

c. 血供（脱水致循环衰竭）不足，组织无氧代谢使乳酸堆积。

d. 脱水致肾血流不足尿量减少，酸性代谢物潴留（排酸保碱减少）。

②表现

a. 精神不振、唇红、呼吸深大、呼出气凉而有丙酮味等症状，但小婴儿症状可不典型。

b. 脱水、酸中毒纠正后则应注意低钾、低钙（手足搐搦和惊厥）的情况。用钙治疗无效时应考虑有低镁血症的可能。

（4）常见肠炎的临床特点

①**轮状病毒肠炎**（最常见）

a. **潜伏期1～3天，多发生在6～24个月的婴幼儿。**

b. 起病急，常伴发热和上感症状，多数无明显感染中毒症状。

c. 大便呈黄色水样或蛋花样便带少量黏液，无腥臭味。常并发脱水、酸中毒及电解质紊乱。

d. 自限性疾病，自然病程3～8天。

e. 粪检偶有少量白细胞。血清抗体一般在感染后3周上升。

②**诺如病毒肠炎**

a. 暴发高峰多见于寒冷季节。

b. 是集体机构（餐馆、托幼机构、医院、学校等）急性暴发性胃肠炎的首要原因。

c. 急性起病，首发症状多为阵发性腹痛、恶心、呕吐和腹泻、畏寒、发热等。

d. 自限性疾病，症状持续12～72小时。

e. 粪便及周围血象检查一般无特殊发现。

③**大肠杆菌肠炎**

a. 产毒性：多见于夏季，类同轮状病毒肠炎，自限性病程3～7天，镜检无白细胞。

b. 出血性：血便，镜检大量红细胞、常无白细胞。

c. 侵袭性：类似痢疾。发病急、高热，黏液脓血便，有腥臭味，伴有恶心、呕吐、腹痛、里急后重，可出现严重中毒症状，甚至休克，镜检大量白细胞和多少不等的红细胞。

④**抗生素相关性腹泻**

a. 假膜性小肠结肠炎

轻症：大便每日数次，停用抗生素后很快痊愈。

重症：黄绿色水样便伴假膜排出。可有脱水、电解质紊乱伴有全身中毒症状、休克等。

b. 金黄色葡萄球菌肠炎：暗绿色黏液稀便、腥臭，粪检大量脓细胞及成簇 G^+ 球菌，培养葡萄球菌生长、凝固酶阳性。

c. 真菌性肠炎：多为白念珠菌所致，黄色泡沫带黏液的稀便，可见豆腐渣样细块（菌落）。镜检有真菌孢子和菌丝。

2. 慢性腹泻 病程大于 2 个月。

3. 迁延性腹泻 病程 2 周~2 个月。

五、诊断及鉴别诊断

1. 诊断

（1）根据临床表现、大便性状作出临床诊断。

（2）判断有无脱水（程度和性质）、电解质紊乱和酸碱失衡。

（3）病因诊断：喂养不当，肠道内、外感染。

（4）病原诊断（由感染导致）：大便培养、血清学检测。

2. 鉴别诊断

（1）大便少或无白细胞

① "生理性腹泻"：多见于 6 月以内婴儿，外观虚胖、常有湿疹、便次多、余无不适，生长发育正常，添辅食后大便逐渐转为正常。

②导致小肠消化吸收功能障碍的疾病：如双糖酶缺乏、食物过敏性腹泻、失氯性腹泻等。

（2）大便较多白细胞者

①细菌性痢疾：起病急，脓血便、里急后重，大便镜检脓细胞、红细胞和吞噬细胞，大便细菌培养有志贺痢疾杆菌生长可确诊。

②坏死性肠炎：中毒症状重，赤豆汤样血便常伴休克。X线呈肠间隙增宽，肠壁积气等。

③食物蛋白过敏相关性直肠结肠炎：轻度腹泻粪便带血（多为血丝），患儿一般状态好，粪便常规检查可见红细胞增多，潜血阳性，可见白细胞。

六、治疗

原则：调整饮食，预防和纠正脱水，合理用药，加强护理，预防并发症。

1. 急性腹泻的治疗

（1）饮食疗法

①强调继续饮食，尽快恢复母乳及原来已经熟悉的饮食，由少到多，由稀到稠。

②腹泻停止后逐渐恢复营养丰富的饮食，并每日加餐 1 次，共 2 周。

（2）纠正水、电解质紊乱及酸碱失衡

重度脱水时的静脉补液

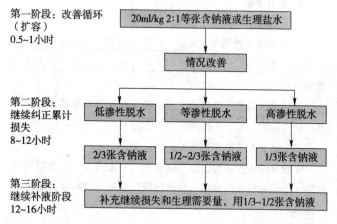

第一阶段：改善循环（扩容）0.5~1小时	20ml/kg 2:1等张含钠液或生理盐水	
情况改善		
第二阶段：继续纠正累计损失 8~12小时	低渗性脱水 / 等渗性脱水 / 高渗性脱水	
	2/3张含钠液 / 1/2~2/3张含钠液 / 1/3张含钠液	
第三阶段：继续补液阶段 12~16小时	补充继续损失和生理需要量，用1/3~1/2张含钠液	

（3）补钙、补镁治疗

①补钙：补液过程中如出现惊厥、手足搐搦，可用**10％葡萄糖酸钙**。

②补镁：在补钙后手足搐搦不见好转反而加重时要考虑低镁血症。

（4）药物治疗：控制感染，肠道微生态疗法，肠黏膜保护剂，抗分泌治疗，避免用止泻剂，补锌治疗。

2. 迁延性和慢性腹泻治疗

（1）调整饮食：应继续母乳喂养。人工喂养儿应调整饮食，保证足够热量。

（2）双糖不耐受患儿应减少饮食中的双糖负荷，采用不含乳糖代乳品或去乳糖配方奶粉等。

（3）过敏性腹泻的治疗：回避过敏食物，采用游离氨基酸或深度水解蛋白配方饮食。

（4）要素饮食：由氨基酸、葡萄糖、中链甘油三酯等组成。

（5）静脉营养：适用于少数不能耐受口服营养物质的患儿。

（6）药物治疗、微生态调节剂和肠黏膜保护剂、中医等。

七、预防

1. 提倡母乳喂养，合理添加辅助食品。对生理性腹泻的婴儿应避免不当的药物治疗。

2. 养成良好的卫生习惯，乳品保存，定期消毒奶具、食具等。

3. 感染性腹泻患儿，应积极治疗，做好消毒隔离工作，防止交叉感染。当肠道外感染使用抗生素时，应加用微生态制剂，防止肠道菌群失调所致的难治性腹泻。轮状病毒肠炎流行甚广，接种疫苗为理想的预防方法。

第十节 婴儿胆汁淤积症

一、概述

1. 婴儿胆汁淤积症是指 1 岁以内婴儿（包括新生儿）由各种原因引起的肝细胞和（或）毛细胆管分泌功能障碍，或胆管病变导致胆汁排泄减少或缺乏。

2. 表现为高结合胆红素血症、粪便颜色改变、胆汁酸增加，可伴或不伴肝大，质地异常，肝功能异常；部分患儿还可伴皮肤瘙痒、营养不良等。

二、病因和发病机制

主要由感染（肝脏的原发感染和全身感染累及肝脏）；先天性代谢异常；胆道闭锁、胆管扩张和肝内胆管发育不良；毒性作用等引起。

三、临床表现

1. 皮肤改变

（1）黄疸为首发及显著特点，暗黄。

（2）皮肤颜色与胆汁淤积程度有关，梗阻性黄疸肤色灰暗甚至黄褐色。慢性长期胆道梗阻可出现黄色瘤、皮肤色素沉着。

（3）皮肤有瘀斑、瘀点，或有鼻黏膜、牙龈出血，常见于肝功能受损、凝血因子合成障碍。

（4）皮肤瘙痒。

2. 粪便颜色改变 大便颜色变浅，呈**白陶土色**，甚至灰白色。尿色变深。

3. 肝大和（或）质地异常

（1）肝功能受损常表现肝脏增大，质韧，无明显压痛。

（2）黄疸伴胆囊肿大提示胆总管下端梗阻，见于结石、炎症及肿瘤。

4. 脂肪、脂溶性维生素吸收障碍、营养不良

（1）胆汁淤积在肝内，肠道胆汁减少导致腹泻、营养不良和脂溶性维生素吸收不良。

（2）维生素 K 吸收不良及肝功能受损合成不足，出现凝血功能障碍，产生瘀点、颅内出血。

（3）维生素 A、D、E 等缺乏，出现佝偻病症状、夜视力受损甚至夜盲。

5. 精神及神经系统异常　喂养困难、嗜睡、肌张力减低，易激惹等。肝功能明显受损时常导致高氨血症和肝性脑病。

四、诊断

1. 以下诊断标准满足任意 1 条即诊断。

（1）血清总胆红素 <85μmol/L（5mg/dl）时，直接胆红素 >17.1μmol/L（1.0mg/dl）。

（2）血清总胆红素 >85μmol/L（5mg/dl），直接胆红素占总胆红素比例 >20%。

2. 若同时有病理性肝脏体征（质地变硬或肝大 >2cm），血丙氨酸氨基转移酶和血天冬氨酸氨基转移酶增高等肝功能异常称为婴儿胆汁淤积性肝炎。

五、治疗

以对症治疗为主。包括利胆退黄，护肝、改善肝细胞功能和必要的支持疗法。

1. 病因治疗　抗感染治疗、代谢干预。

2. 利胆退黄 常用药物有熊去氧胆酸、考来烯胺、苯巴比妥口服、口服中药利胆治疗、S – 腺苷蛋氨酸。

3. 护肝、改善肝细胞功能 ATP、辅酶 A 有保护肝细胞、促进肝细胞新陈代谢的作用，也可辅以 B 族维生素及维生素 C。

4. 胆汁分流手术及肝移植

小结速览

消化系统疾病
- 口炎—鹅口疮（白念珠菌感染）、疱疹性口腔炎（单纯疱疹病毒 I 型感染）
- 胃食管反流
  - 表现：呕吐、反流性食管炎、Barrette 食管、食管外症状等
  - 治疗：饮食、体位、药物（多潘立酮、奥美拉唑等）、外科治疗
- 消化性溃疡
  - 胃溃疡和十二指肠溃疡
  - 并发症：出血、穿孔、幽门梗阻等
  - 治疗：一般治疗、药物治疗（抑制胃酸分泌、胃黏膜保护剂、抗 Hp 治疗）、手术治疗
- 炎症性肠病
  - 克罗恩病、溃疡性结肠炎的表现
  - 治疗：营养支持、药物治疗（5 – ASA、糖皮质激素等）、手术、心理辅导
- 先天性肥厚性幽门狭窄—表现：无胆汁的喷射性呕吐、胃蠕动波和右上腹肿块
- 肠套叠
  - 表现：腹痛、呕吐、果酱样黏液血便、腊肠样腹部包块等
  - 治疗：灌肠疗法、手术治疗

消化系统疾病
├ 先天性巨结肠—表现：胎便排出延迟、营养不良、直肠壶腹部空虚感等
└ 腹泻病
　├ 病因：感染（细菌、病毒、肠外感染等）、非感染（饮食、气候因素）
　├ 分型：急性（<2周）、迁延性腹泻（2周~2个月）、慢性腹泻（>2个月）
　├ 表现
　　├ 轮状病毒肠炎：黄色水样或蛋花样黏液便
　　├ 金黄色葡萄球菌肠炎：暗绿色黏液稀便、腥臭
　　└ 真菌性肠炎：粪便见豆腐渣样细块
　└ 治疗：饮食疗法，纠正水、电解质紊乱及酸碱失衡，补钙、补镁等

第十章 呼吸系统疾病

● **重点**　上感的临床表现；肺炎的分类；几种特殊类型的肺炎特点。

○ **难点**　重症支气管肺炎的表现；支气管哮喘的诊断及治疗。

★ **考点**　特殊类型的上感；支气管肺炎。

第一节　小儿呼吸系统解剖、生理、免疫特点和检查方法

一、解剖特点

呼吸系统以环状软骨下缘为界，分为上、下呼吸道，上呼吸道包括鼻、鼻窦、咽、咽鼓管、会厌及喉，下呼吸道包括气管、支气管、毛细支气管、呼吸性细支气管、肺泡管及肺泡。

1. 上呼吸道

（1）鼻：相对短小，无鼻毛，黏膜血管丰富容易感染，黏膜肿胀堵塞导致呼吸困难。

（2）鼻窦

①新生儿上颌窦和筛窦极小，2岁以后迅速增大，至12岁才充分发育。额窦2～3岁开始出现，12～13岁发育完全，蝶窦3岁开始出现并与鼻腔相通，6岁时很快增大。

②由于鼻窦黏膜与鼻腔黏膜相连续，鼻窦口相对大，故急

性鼻炎常累及鼻窦易致鼻窦炎。

（3）鼻泪管和咽鼓管

①鼻泪管短且瓣膜发育不全，故鼻腔感染常易侵入结膜引起炎症。

②咽鼓管宽，短而直，呈水平位，故鼻咽炎易引起中耳炎。

（4）咽部

①咽部狭窄且垂直。

②腭扁桃体：<u>1 岁末逐渐增大，4～10 岁发育达高峰，14～15 岁渐退化，故扁桃体炎多见于年长儿。</u>

③咽扁桃体：又称腺样体，严重的腺样体肥大是小儿阻塞性睡眠呼吸暂停综合征的重要原因。

（5）喉部：喉部狭窄、黏膜富有血管和淋巴组织，轻微炎症即可导致喉头狭窄致吸气性呼吸困难。

2. 下呼吸道

（1）气管、支气管

①短而狭窄，软骨支撑作用、纤毛清除能力较差，易发生感染而致呼吸道阻塞。

②左主支气管细长，右主支气管短粗，故异物易进入右主支气管。

（2）肺：肺泡数量少且肺泡小，血管丰富，致肺含血量多而含气量相对少，易于感染。

3. 胸廓

（1）桶状胸、肋骨呈水平位。

（2）膈肌位置高，胸腔小而肺脏较大，呼吸肌发育差，肺扩张受限。故当肺部病变时，易出现呼吸困难，导致缺氧及二氧化碳潴留。

（3）小儿纵隔体积较大，胸腔积液或气胸时易致纵隔移位。

二、生理特点

1. 呼吸频率与节律 小儿呼吸频率快，年龄越小，频率越快。新生儿 40～44 次/分。

2. 呼吸类型 婴幼儿为腹式呼吸，逐渐转化为胸腹式呼吸。7 岁以后逐渐接近成人。

3. 呼吸功能特点

（1）肺活量：小儿为 50～70ml/kg。婴幼儿呼吸储备量较小，易发生呼吸衰竭。

（2）潮气量：小儿为 6～10ml/kg，年龄越小，潮气量越小。

（3）每分通气量和气体弥散量：前者按体表面积计算与成人相近；后者按单位肺容积计算与成人相近。

（4）气道阻力：管径细小，气道阻力大于成人，发生喘息的机会较多。

三、免疫特点

1. 非特异性和特异性免疫功能均较差。

2. 咳嗽反射及纤毛运动功能差，难以有效清除吸入尘埃和异物颗粒。

3. 肺泡吞噬细胞功能不足，使分泌型 IgA、IgG，尤其 IgG 亚类含量低微。

4. 乳铁蛋白、溶菌酶、干扰素及补体等数量和活性不足，易患呼吸道感染。

四、检查方法

1. 呼吸系统体格检查时重要体征

（1）呼吸频率改变：呼吸困难第一征象为呼吸频率增快，年龄越小越明显。呼吸频率减慢或节律不规则是危险征象。

（2）发绀

①血氧下降的重要表现。

②末梢性发绀指血流慢、动静脉氧差大部位（如肢端）发绀。

③中心性发绀指血流快、动静脉氧差小部位（如舌、黏膜）发绀。

④中心性发绀较末梢性发绀发生晚，更有意义。

（3）吸气时胸廓软组织凹陷：上呼吸道梗阻或严重肺实变时，胸骨上、下，锁骨上窝及肋间隙软组织凹陷，称"吸气性凹陷"。

（4）特殊的呼吸形式：包括吸气喘鸣和呼气呻吟。

（5）异常呼吸音

①哮鸣音常于呼气相明显，提示细小支气管梗阻。

②不固定中、粗湿啰音常来自支气管的分泌物。

③深吸气末，有固定不变细湿啰音，常见于各种肺炎。

④小儿呼吸浅快，啰音可不明显，刺激啼哭可在吸气末闻及。

（6）杵状指 支气管扩张、慢性肺炎等可见。

2. 血气分析

（1）反映气体交换和血液的酸碱平衡状态，为诊断和治疗提供依据。

（2）$PaO_2 < 60mmHg$（8.0kPa），$PaCO_2 > 50mmHg$（6.67kPa），动脉血氧饱和度（SaO_2）$< 85\%$ 时为呼吸衰竭。

3. 胸部影像学

（1）为呼吸系统疾病影像学诊断基础。

（2）高分辨 CT（HRCT）对多种肺脏疾病有诊断价值，可见诊断间质性肺疾病特征性表现。

（3）磁共振成像术（MRI）。

4. 儿童支气管镜检查

5. 肺功能检查

第二节　急性上呼吸道感染

一、概述

系由各种病原引起的上呼吸道的急性感染，俗称"**感冒**"，是小儿最常见的疾病。该病主要侵犯鼻、鼻咽和咽部。

二、病因

1. 细菌和病毒都可致病。病毒占90%以上，如鼻病毒、呼吸道合胞病毒、流感病毒、副流感病毒、腺病毒等。病毒感染后可继发细菌感染，最常见为溶血性链球菌，其次为肺炎链球菌、流感嗜血杆菌等。

2. 婴幼儿时期由于上呼吸道的解剖和免疫特点易患本病。儿童有营养障碍性疾病或有免疫缺陷病等，易反复发生上呼吸道感染或使病程迁延。

三、临床表现

1. 一般类型上感

（1）症状

①局部症状：鼻塞、流涕、喷嚏、咽痛等，多于3~4天内自然痊愈。

②全身症状：发热、头痛、全身不适、乏力等，可有呕吐、腹泻、腹痛等消化道症状。

③婴幼儿起病急，以全身症状为主，多有发热，可因发热引起惊厥（起病1~2天内）。

（2）体征：可见咽部充血、扁桃体肿大，淋巴结肿大。肺部听诊一般正常。肠道病毒感染者可见的皮疹。

2. 特殊类型上感

	疱疹性咽峡炎	咽结膜热
病原体	柯萨奇病毒 A 组	腺病毒 3、7 型
好发季节	夏秋季	春夏季
临床表现	高热、咽痛、流涎、厌食、呕吐	高热、咽痛、眼部刺痛
体检	咽部充血，在咽腭弓、软腭、腭垂的黏膜上可见多个 2～4mm 大小灰白色的疱疹，周围有红晕，1～2 日后破溃形成小溃疡	①咽部充血，可见白色点块状分泌物，周边无红晕，易于剥离；②一侧或双侧滤泡性眼结膜炎，可伴球结膜出血；③颈及耳后淋巴结增大
病程	1 周左右	1～2 周

四、并发症

病变向邻近器官蔓延可引起中耳炎、鼻窦炎、颈淋巴结炎及肺炎等。年长儿若患 A 组 β 链球菌咽峡炎，以后可引起急性肾小球肾炎、风湿热等疾病。

五、实验室检查

1. 病毒感染者外周血白细胞计数正常或偏低，中性粒细胞减少，淋巴细胞计数相对增高。

2. 细菌感染者外周血白细胞可增高，中性粒细胞增高。

3. C－反应蛋白（CRP）和降钙素原（PCT）有助于鉴别细菌感染。

六、鉴别诊断

1. 急性传染病早期　上感常为各种传染病的前驱症状，如麻疹、流行性脑脊髓膜炎等，应结合流行病史、临床表现及实验室资料等综合分析加以鉴别。

2. 流行性感冒

（1）由流感病毒引起。

（2）有明显的流行病史，全身症状较重。发热，头痛、四肢肌肉酸痛，可有恶心、呕吐等。

（3）婴幼儿流感的临床症状往往不典型。3~7 天缓解。

3. 变应性鼻炎　流涕、打喷嚏持续超过 2 周或反复发作，而全身症状较轻，则应考虑。

七、治疗

1. 一般治疗　休息、多饮水、通风、预防并发症。

2. 抗感染治疗　抗病毒药物；抗菌药物（青霉素、头孢菌素等）。

3. 对症治疗　如退热、止惊、止痛等。

八、预防

主要靠加强体格锻炼以增强抵抗力；提倡母乳喂养；避免被动吸烟；防治佝偻病及营养不良；避免去人多拥挤、通风不畅的公共场所。

第三节 急性感染性喉炎

一、概述

急性感染性喉炎指喉部黏膜的急性弥漫性炎症。以犬吠样咳嗽、声嘶、喉鸣、吸气性呼吸困难为临床特征。冬春季节多发，婴幼儿多见。

二、病因

1. 由病毒或细菌感染引起，亦可并发于麻疹、百日咳和流感等急性传染病。常见的病毒为副流感病毒、流感病毒和腺病毒，常见的细菌为金黄色葡萄球菌、链球菌和肺炎链球菌。

2. 由于小儿喉部解剖特点，炎症时易充血、水肿而出现喉梗阻。

三、临床表现

1. 起病急、症状重。

2. 发热、犬吠样咳嗽、声嘶（喉部发音功能异常）、吸气性喉鸣及三凹症，严重时可出现发绀、烦躁不安、面色苍白、心率加快。

3. 白天症状轻、夜间入睡后加重，喉梗阻若不及时抢救，可窒息死亡。

4. 喉部、声带不同程度的充血、水肿。

5. 按吸气性呼吸困难的轻重，将喉梗阻分为 4 度。

I 度	活动后出现吸气性喉鸣和呼吸困难，肺呼吸音及心率无改变

续表

Ⅱ度	安静亦有喉鸣和吸气性呼吸困难，肺部听诊有喉传导或管状呼吸音，心率加快
Ⅲ度	除上述喉梗阻症状外，因缺氧而有烦躁不安、口唇及指（趾）发绀、双眼圆睁、惊恐万状、头面部出汗、肺部呼吸音明显降低、心率快、心音低钝
Ⅳ度	渐显衰竭、昏睡状，因无力呼吸，三四征不明显，面色苍白发灰，呼吸音几乎消失，仅有气管传导音，心律不齐，心音钝、弱

四、诊断及鉴别诊断

根据急性起病的犬吠样咳嗽、声嘶、喉鸣、吸气性呼吸困难等临床表现不难诊断，但应与白喉、急性会厌炎、喉痉挛、喉或气管异物、喉先天性畸形等所致的喉梗阻鉴别。

五、治疗

1. 一般治疗　保持呼吸道通畅，吸氧。

2. 糖皮质激素　抗炎和抑制变态反应，减轻喉头水肿。

3. 控制感染　抗病毒药物和抗菌药物。

4. 对症治疗　镇静、祛痰等，不宜使用氯丙嗪和吗啡。

5. 气管插管　经上述处理仍有严重缺氧征象或有Ⅲ度以上喉梗阻者。

第四节　急性支气管炎

一、概述

1. 由于各种致病原引起的支气管黏膜感染，因气管常同时受累，故称为急性气管支气管炎。

2. 常继发于上呼吸道感染或为急性传染病的一种表现。

3. 是儿童时期常见的呼吸道疾病，婴幼儿多见。

二、病因

各种病毒或细菌，或为混合感染。免疫功能低下、特应性体质、营养障碍和支气管结构异常等均为本病的危险因素。

三、临床表现

1. 大多先有上感症状，先干咳后有痰。

2. 婴幼儿症状较重，常有发热、呕吐及腹泻等。一般无全身症状。

3. 双肺呼吸音粗糙，可有不固定的、散在的干啰音和粗中湿啰音。

4. 婴幼儿期伴有喘息的支气管炎，如伴有湿疹或其他过敏史者，少数可发展为支气管哮喘。

四、治疗

1. 一般治疗　同上感，经常变换体位，多饮水等。

2. 控制感染　病原体大多是病毒，不用抗生素。

3. 对症治疗

（1）一般不用镇咳剂，以免影响咳嗽反射。

（2）痰液黏稠时可用祛痰药物，如氨溴索、N－乙酰半胱氨酸等。

（3）喘憋严重可应用支气管舒张剂，如雾化吸入沙丁胺醇等 β_2 受体激动剂。

第五节　毛细支气管炎

一、概述

毛细支气管炎是一种婴幼儿较常见的下呼吸道感染，多见于 2~6 个月的小婴儿。临床以喘息、三凹征和气促为主要表现。

二、病因

主要由呼吸道合胞病毒（RSV）引起，副流感病毒、腺病毒、鼻病毒、人类偏肺病毒（hMPV）、博卡病毒、肺炎支原体也可引起本病。

三、病理

病变主要侵犯直径 75~300μm 的毛细支气管，造成管腔狭窄，导致肺气肿和肺不张。炎症还可波及肺泡、肺泡壁及肺间质，出现通气和换气功能障碍。

四、临床表现

1. 常发生于 2 岁以下小儿，多数在 6 个月以内，常为首次发作。

2. 喘息和肺部哮鸣音为其突出表现。主要表现为下呼吸道梗阻症状，出现呼气性呼吸困难、呼气相延长伴喘息。全身中毒症状较轻，少见高热。

3. 呼吸浅而快，伴鼻翼扇动和三凹征，心率加快，可触及肝脾。

4. 重度喘憋者可有 PaO_2 降低，$PaCO_2$ 升高。

五、辅助检查

1. 外周血白细胞总数及分类大多正常。

2. 胸部 X 线检查可见不同程度的肺充气过度或斑片状浸润影，局部肺不张，也可以见到支气管周围炎及肺纹理增粗。

3. 有重度毛细支气管炎危险因素的患儿进行血氧饱和度监测。

六、鉴别诊断

1. 支气管哮喘　婴儿的第一次感染性喘息发作多为毛细支气管炎。如有反复多次喘息发作，亲属有哮喘及变应性疾病史则有哮喘的可能。

2. 肺结核　粟粒性肺结核、支气管淋巴结结核可出现喘息，需根据结核接触史＋中毒症状＋结核菌素试验＋胸部 X 线改变予以鉴别。

七、治疗

主要为氧疗、控制喘息、病原治疗等。

1. 氧疗　睡眠时血氧饱和度持续低于 88%，或清醒时血氧饱和度低于 90% 者吸氧。

2. 控制喘息

（1）支气管舒张剂：雾化吸入 β_2 受体激动剂或联合应用 M 受体阻滞剂。

（2）糖皮质激素：选用雾化吸入糖皮质激素（如布地奈德混悬液等）。不推荐全身用。

3. 抗感染治疗

（1）严重的 RSV 感染或有高危因素的 RSV 感染患儿使用利巴韦林。

（2）支原体感染者可应用大环内酯类抗生素。继发细菌感染者应用抗菌药物。

4. 其他 保持呼吸道通畅，保证液体摄入量、纠正酸中毒等。

八、预防

1. 加强家长对疾病认识的宣教，提倡母乳喂养，避免被动吸烟，增强婴幼儿体质。

2. 抗 RSV 单克隆抗体能减少 RSV 感染的发病率和住院率。

第六节 支气管哮喘

一、基本概念

1. 哮喘是由肥大细胞、嗜酸性粒细胞和 T 细胞等多种炎性细胞和细胞组分共同参与的气道慢性炎症性疾病。这种慢性炎症使易感者对各种激发因子具有气道高反应性，出现可逆性气流受限。

2. 表现为反复发作性的喘息、气促、胸闷和咳嗽等症状，常在夜间和/或清晨发作、加剧。多数患者可自行缓解或经治疗缓解。

二、临床表现

1. 阵发性咳嗽、喘息和呼吸困难，呼气相延长伴有喘鸣声，夜间和清晨为重。

2. 体检可见桶状胸、三凹征，肺部满布呼气相哮鸣音，严重者哮鸣音消失，称"闭锁肺"。肺部粗湿啰音（气道分泌物所致）在剧烈咳嗽后或体位变化时可消失。

3. 在发作间歇期可无任何症状和体征，应注意患者有无变应性鼻炎、鼻窦炎和湿疹等。

三、辅助检查

1. 肺通气功能检测

（1）FEV_1≥正常预计值70%，可选择支气管激发试验测定气道反应性；FEV_1＜正常预计值70%，选用支气管舒张试验。

（2）PEF（呼气峰流速）日间变异率≥13%有助于确诊哮喘。

2. 胸部 X 线检查 急性期胸部 X 线正常或呈间质性改变，可有肺气肿或肺不张。

3. 变应原检测 常用方法为变应原皮肤点刺试验。血清特异性 IgE 测定协助哮喘诊断。

4. 支气管镜检查 反复喘息或咳嗽儿童，经规范哮喘治疗无效，怀疑其他疾病，或哮喘合并其他疾病，如气道异物、气道内膜结核等。

四、诊断

（一）诊断

1. 儿童哮喘诊断标准

（1）反复喘息、咳嗽、气促、胸闷，多与接触变应原、冷空气、物理刺激等有关，常在夜间和（或）凌晨发作或加剧。

（2）发作时在双肺可闻及散在或弥漫性、以呼气相为主的哮鸣音，呼气相延长。

（3）上述症状和体征经抗哮喘治疗有效，或自行缓解。

（4）除外其他疾病所引起的喘息、咳嗽、气促和胸闷。

（5）临床表现不典型者（如无明显喘息或哮鸣音），应至少具备以下 1 项

①证实存在可逆性气流受限：a. 支气管舒张试验阳性，吸

入速效 β_2 受体激动剂 15 分钟之后 FEV_1 增加 $\geq 12\%$；b. 抗炎治疗后肺通气功能改善，给予吸入型糖皮质激素和（或）抗白三烯药物治疗 4 ~ 8 周后，FEV_1 增加 $\geq 12\%$。

②支气管激发试验阳性。

③PEF 日间变异率（连续监测 2 周）$\geq 13\%$。

符合第（1）~（4）条或第（4）（5）条者，可以诊断为哮喘。

2. 咳嗽变异型哮喘诊断标准

（1）咳嗽持续 >4 周，常在运动、夜间和（或）凌晨发作或加重，以干咳为主，不伴喘息。

（2）临床上无感染征象，或经较长时间抗生素治疗无效。

（3）抗哮喘药物诊断性治疗有效。

（4）排除其他原因引起的慢性咳嗽。

（5）支气管激发试验阳性和（或）PEF 日间变异率（连续监测 2 周）$\geq 13\%$。

（6）个人或一、二级亲属特应性疾病史，或变应原检测阳性。

以上（1）~（4）项为诊断基本条件。

（二）哮喘的分期

1. 急性发作期 指突然发生喘息、咳嗽、气促和胸闷等症状，或原有症状急剧加重。

2. 慢性持续期 指近 3 个月内不同频度和（或）不同程度的喘息、咳嗽和胸闷等。

3. 临床缓解期 指经过治疗或未经过治疗症状、体征消失，肺功能（FEV_1 或 PEF）$\geq 80\%$ 预计值，并维持 3 个月以上。

≥6 岁儿童哮喘急性发作期病情严重程度的分级

临床特点	轻度	中度	重度	危重度
呼吸急促	走路时	稍事活动时	休息时	呼吸不整
体位	可平卧	喜坐位	前弓位	不定
讲话方式	能成句	成短句	说单字	难以说话
精神意识	可有焦虑、烦躁	常焦虑、烦躁	常焦虑、烦躁	嗜睡、意识模糊
辅助呼吸肌活动及三凹征	常无	可有	通常有	胸腹矛盾运动
哮鸣音	散在，呼气末期	响亮、弥漫	响亮、弥漫	减弱乃至消失
脉率	略增加	增加	明显增加	减慢或不规则
吸入速效 β_2 激动剂后 PEF 占正常预计值或本人最佳值的百分数（%）	>80	60~80	≤60	无法完成检查
血氧饱和度（吸空气）	0.90~0.94	0.90~0.94	0.90	<0.90

五、治疗

（一）治疗原则

1. 长期、持续、规范和个体化治疗。

2. 急性发作期，快速缓解症状、抗炎平喘。

3. 慢性持续期，长期抗炎、降低气道高反应性，防止气道重塑，避免危险因素和自我保健。

（二）治疗哮喘的药物

1. 缓解药物

（1）能快速缓解支气管收缩及其伴随的急性症状，用于哮喘急性发作期。

（2）包括：①吸入型速效 β_2 受体激动剂；②全身型糖皮质激素；③抗胆碱能药物；④口服短效 β_2 受体激动剂；⑤短效茶碱等。

2. 控制药物

（1）抑制气道炎症需长期使用的药物，用于哮喘慢性持续期。

（2）包括：①吸入型糖皮质激素（ICS）；②白三烯调节剂；③缓释茶碱；④长效 β_2 受体激动剂；⑤肥大细胞膜稳定剂；⑥全身性糖皮质激素等；⑦抗 IgE 抗体。

（三）哮喘急性发作的治疗

β_2 受体激动剂	吸入型速效 β_2 受体激动剂是缓解哮喘急性症状的首选药物
糖皮质激素	病情较重的急性病例应给予口服泼尼松短程治疗（1~7 天）
抗胆碱能药物	对 β_2 受体激动剂治疗反应不佳的中重度患儿应尽早联合使用
短效茶碱	可作为缓解药物用于哮喘急性发作的治疗，不单独应用治疗哮喘

（四）哮喘持续状态的处理

1. 氧疗。

2. 补液、纠正酸中毒。

3. 糖皮质激素，全身应用糖皮质激素作为儿童危重哮喘治疗的一线药物，应尽早使用。

4. 支气管扩张剂的使用。

5. 镇静剂。

6. 抗菌药物治疗。

7. 辅助机械通气指征。①持续严重的呼吸困难；②呼吸音减低或几乎听不到哮鸣音及呼吸音；③因过度通气和呼吸肌疲劳而使胸廓运动受限；④意识障碍、烦躁或抑制，甚至昏迷；⑤吸氧状态下发绀进行性加重；⑥$PaCO_2 \geqslant 65mmHg$。

（五）哮喘慢性持续期治疗

1. ICS　哮喘长期控制的首选药物，也是目前最有效的抗炎药物。

2. 白三烯调节剂　孟鲁司特和扎鲁司特。

3. 缓释茶碱　用于长期控制时，主要协助 ICS。

4. 长效 β_2 受体激动剂　福莫特罗、沙美特罗等。

5. 肥大细胞膜稳定剂　色甘酸钠，预防哮喘。

6. 全身性糖皮质激素

7. 联合治疗　ICS 联合吸入型长效 β_2 受体激动剂、ICS 联合白三烯调节剂和 ICS 联合缓释茶碱。

第七节　肺炎的分类

一、概述

1. 指不同病原体或其他因素（吸入羊水、油类或过敏反应）引起的肺部炎症。

2. 表现为发热、咳嗽、气促、呼吸困难和肺部固定性中、细湿啰音。

3. 重者可累及循环、神经及消化等系统有相应症状，如心力衰竭与缺氧中毒性脑病等。

二、分类

病理分类	大叶性肺炎、支气管肺炎和间质性肺炎
病因分类	病毒性肺炎：呼吸道合胞病毒，腺病毒（ADV）3、7型，流感病毒等
	细菌性肺炎：肺炎链球菌、金黄色葡萄球菌、肺炎克雷伯杆菌等
	支原体肺炎
	衣原体肺炎
	原虫性肺炎：肺包虫病、肺弓形虫病等
	真菌性肺炎：由白念珠菌、曲霉、隐球菌等引起
	非感染病因引起的肺炎：如吸入性肺炎、坠积性肺炎等
病程分类	急性肺炎：病程 <1 个月
	迁延性肺炎：病程 1~3 个月
	慢性肺炎：病程 >3 个月
病情分类	轻症：除呼吸系统外，其他系统仅轻微受累，无全身中毒症状
	重症：除呼吸系统出现呼吸衰竭外，其他系统亦严重受累，可有酸碱平衡失调，全身中毒症状明显
临床表现分类	典型肺炎：肺炎链球菌、金黄色葡萄球菌等引起的肺炎
	非典型肺炎：肺炎支原体、衣原体、嗜肺军团菌等引起的肺炎

续表

按发生地点分类	社区获得性肺炎（CAP）：指原本健康的儿童在医院外获得的感染性肺炎，包括感染了具有明确潜伏期的病原体而在入院后潜伏期内发病的肺炎
	医院获得性肺炎（HAP）：指患儿入院时不存在，也不处于潜伏期而在入院≥48小时发生的感染性肺炎，包括在医院感染而于出院48小时内发生的肺炎

第八节 支气管肺炎

一、概述

1. 支气管肺炎是累及支气管壁和肺泡的炎症，为儿童时期最常见的肺炎。一年四季均可发病，北方多发生于冬春寒冷季节及气候骤变时。

2. 室内居住拥挤、通风不良，致病微生物增多，易发生肺炎。有营养不良、维生素D缺乏性佝偻病及低出生体重儿、免疫缺陷者均易发生本病。

二、病因

在发达国家是病毒，在发展中国家以细菌性肺炎常见（以肺炎链球菌多见）。病原体多数由呼吸道入侵，少数经血行入肺。

三、病理

以肺组织充血、水肿、炎性浸润为主。病毒性肺炎以间质受累为主，细菌性肺炎以肺实质受累为主。

四、病理生理

1. 呼吸功能不全

（1）肺炎的早期可仅有缺氧，无明显 CO_2 潴留。

（2）后期通气和换气功能严重障碍，出现缺氧 + CO_2 潴留，PaO_2 和 SaO_2 ↓，$PaCO_2$ ↑，当 $PaO_2 < 60mmHg$ 和（或）$PaCO_2 > 50mmHg$ 即为呼吸衰竭。

2. 酸碱平衡失调及电解质紊乱

（1）严重缺氧时，呼吸性酸中毒 + 代谢性酸中毒。6 个月以上儿童因代偿稍强可致呼吸性碱中毒。6 岁以下，代偿差，CO_2 潴留明显，甚至发生呼衰。

（2）重症肺炎可有低钠血症。

3. 心血管系统

（1）病原体侵犯心肌可导致心肌炎，缺氧导致肺小动脉反射性收缩、肺循环压力升高、形成肺动脉高压，加重右心负荷。

（2）肺动脉高压和中毒性心肌炎是诱发心衰的主要原因。

4. 中枢神经系统 病原体的毒素作用、严重缺氧和 CO_2 潴留导致脑水肿、颅内压升高。

5. 胃肠道功能紊乱 腹泻、呕吐，甚至发生缺氧中毒性肠麻痹。毛细血管通透性增高，可致消化道出血。

五、临床表现

2 岁以下的婴幼儿多见，起病急，多有上感的前驱症状，主要临床表现为发热、咳嗽、气促、肺部固定中细湿啰音。

1. 主要症状 ①发热；②咳嗽：早期为刺激性干咳，极期反而减轻，恢复期咳嗽有痰；③气促；④全身症状：精神不振、食欲减退、烦躁不安，轻度腹泻或呕吐。

2. 体征 ①呼吸增快；②发绀；③肺部啰音：后期可闻及

固定的中细湿啰音。

3. 重症肺炎的表现

（1）心血管系统：可发生心肌炎、心包炎等，有先心病者易发生心力衰竭。肺炎合并心力衰竭时可有以下表现：①安静状态下呼吸突然加快 >60 次/分；②安静状态下心率突然增快 >180 次/分；③突然极度烦躁不安，明显发绀，面色苍白或发灰，指（趾）甲微血管再充盈时间延长，以上 3 项不能用发热、肺炎本身和其他合并症解释；④心音低钝、奔马律，颈静脉怒张；⑤肝脏迅速增大；⑥少尿或无尿，眼睑或双下肢水肿。

（2）神经系统：可发生缺氧中毒性脑病。

（3）消化系统：严重者发生缺氧中毒性肠麻痹和消化道出血。

（4）抗利尿激素异常分泌综合征（SIADH）：①血钠 ≤130mmol/L，血渗透压 <275mmol/L；②肾脏排钠增加，尿钠 ≥20mmol/L；③临床上无血容量不足，皮肤弹性正常；④尿渗透摩尔浓度高于血渗透摩尔浓度；⑤肾功能正常；⑥肾上腺皮质功能正常；⑦ADH 升高。若 ADH 不升高，则可能为稀释性低钠血症。

（5）DIC：可表现为血压下降、四肢凉、脉速而弱，皮肤、黏膜及胃肠道出血。

六、并发症

1. 金黄色葡萄球菌肺炎、耐药肺炎链球菌肺炎和某些 G⁻ 杆菌肺炎多可并发脓胸、脓气胸、肺大疱和肺脓肿等。

2. 支气管扩张 表现为咳嗽、咳痰和咯血，首选 HRCT 诊断。

七、辅助检查

1. 外周血检查

（1）白细胞检查：细菌感染白细胞和中性粒细胞都增加，病毒感染白细胞正常或减少。

（2）C-反应蛋白（CRP）、前降钙素（PCT）：细菌感染时可明显升高。

2. 病原学检查

（1）细菌学检查：细菌培养和涂片，血清学检测等。

（2）病毒学检查：病毒分离；病毒抗原、抗体检测等。

3. 胸部 X 线检查

（1）早期肺纹理增强，以后两肺下野、中内带出现小斑片状阴影。

（2）可见肺不张、肺气肿且伴发脓胸、脓气胸、支扩等。

八、诊断

一般有发热、咳嗽、呼吸急促的症状，肺部听诊闻及中、细湿啰音和（或）胸部影像学有肺炎的改变均可诊断为支气管肺炎。

九、鉴别诊断

1. 急性支气管炎　以咳嗽为主，发热不严重，肺部可闻及不固定的干湿啰音。

2. 支气管异物　有异物吸入史，突发呛咳。可有肺气肿和肺不张。

3. 支气管哮喘　儿童以持续性咳嗽为主，肺功能检查及支气管激发和舒张试验有助于鉴别。

4. 肺结核　结核接触史＋结核菌素试验阳性＋胸部 X 线检

查示肺部有结核病灶可鉴别。

十、治疗

采用综合治疗，原则为改善通气、控制炎症、对症治疗、防止和治疗并发症。

1. 一般治疗及护理 空气流通，饮食丰富，注意隔离，注意水、电解质的补充。

2. 抗感染治疗 抗生素治疗一般用至热退且平稳、全身症状明显改善、呼吸道症状部分改善后 3～5 天。

3. 对症治疗 氧疗、气道管理、腹胀的治疗、退热（药物降温）。

4. 糖皮质激素 减少渗出，解除支气管痉挛，降低颅内压。

使用指征：①严重喘憋或呼吸衰竭；②全身中毒症状明显；③合并感染中毒性休克；④出现脑水肿；⑤胸腔短期有较大量渗出。

5. 并发症治疗

（1）肺炎合并心力衰竭：吸氧、镇静、利尿、强心、应用血管活性药物。

（2）肺炎合并缺氧中毒性脑病：①脱水疗法；②改善通气；③扩血管药物；④止痉；⑤糖皮质激素应用；⑥促进脑细胞恢复的药物。

（3）SIADH：限制水入量，补充高渗盐水。

（4）脓胸和脓气胸：及时进行穿刺引流，若脓液黏稠，宜行胸腔闭式引流。

6. 生物制剂 重症患儿可给予血浆和静注免疫球蛋白等。

第九节　几种不同病原体导致肺炎的特点

一、病毒性肺炎

1. 呼吸道合胞病毒（RSV）肺炎（最常见）

（1）本病多见于婴幼儿，尤多见于1岁以内儿童。

（2）临床上轻症患者发热、呼吸困难等症状不重；中、重症者有较明显的呼吸困难、喘憋、口唇发绀、鼻翼扇动及三凹征。肺部听诊多有中、细湿啰音。

（3）胸部X线检查表现为两肺可见小点片状、斑片状阴影，部分患儿有不同程度的肺气肿。

2. 腺病毒肺炎

（1）病原体：腺病毒（ADV），引起儿童肺炎最常见的为3、7型。

（2）临床表现：多见6个月～2岁儿童，起病急骤、高热持续时间长、中毒症状重、啰音出现较晚、X线改变较肺部体征出现早，易合并心肌炎和多器官功能障碍。

（3）体征：啰音出现较晚（高热3～7日后出现）；肝脾增大；麻疹样皮疹；心率加快等。

（4）X线特点：①肺部X线检查改变较肺部啰音出现早，故强调早期摄片；②大小不等的片状阴影或融合成大病灶，甚至一个大叶；③病灶吸收较慢，需数周或数月。

3. 流感病毒肺炎

（1）2岁以下的婴幼儿易感，以呼吸道症状为主，喘息明显，重者可有呼衰、心衰表现。

（2）合并或继发细菌感染常见，以肺炎链球菌、流感嗜血杆菌等多见。

（3）胸部 X 线：点片影或大片影，呈支气管肺炎或大叶性肺炎表现；少数可为肺间质病变。

（4）血常规：WBC 正常或轻度升高，重症 WBC 降低。合并细菌感染时，CRP 明显升高。

二、细菌性肺炎

1. 肺炎链球菌肺炎

（1）病原体：肺炎链球菌，G⁺菌，机会致病菌。

（2）表现为大叶性肺炎，病变以纤维素渗出和肺泡炎为主。

（3）起病急，寒战高热，呼吸急促。轻者神志清楚，重者有缺氧性中毒性脑病。

（4）早期叩诊浊音或呼吸音减弱，肺实变后有典型叩诊浊音、语颤增强和管状呼吸音等。

（5）X 线片：大片阴影占全肺叶或一个节段。少数可有肺大疱或胸腔积液。

（6）外周血白细胞总数及中性粒细胞均升高，ERS、CRP、PCT 增加。

2. 金黄色葡萄球菌肺炎

（1）金黄色葡萄球菌致病力强，病理以广泛出血性坏死和多发性小脓肿形成为主。

（2）起病急、进展快、全身中毒症状重、弛张高热。

（3）肺部体征出现较早，两肺散在中、细湿啰音。

（4）皮疹常见，易并发脓胸、脓气胸、肺脓肿、皮下气肿等。

（5）外周血白细胞多明显增高、中性粒细胞高并有中毒颗粒。

（6）X 线片：可有小片状影，病变发展迅速，在短期内应重复摄片。病变吸收较一般细菌性肺炎缓慢，重症病例在 2 个月时可能还未完全消失。

三、其他微生物所致肺炎

1. 肺炎支原体肺炎

（1）病原体：肺炎支原体。

（2）发热（热程 1~3 周），咳嗽（刺激性咳嗽为突出表现），肺部体征不明显。

（3）两大特点

①体征与发热等临床症状不一致。

②体征轻而 X 线改变明显。

（4）婴幼儿起病急、病程长，表现为呼吸困难、喘憋、喘鸣音、肺部啰音较年长儿多。

（5）治疗：**红霉素**。

小结速览

呼吸系统疾病
├─ 急性上呼吸道感染
│   ├─ 病因：病毒（90% 以上），RSV、流感病毒等
│   ├─ 表现：以全身症状为主，发热、全身不适、乏力、呕吐等
│   ├─ 疱疹性咽峡炎、咽结膜热
│   └─ 治疗：抗感染；止痛、退热等
└─ 急性支气管炎
    ├─ 表现：发热、呕吐、腹泻等，双肺呼吸音粗，不固定的散在干湿啰音
    └─ 治疗：控制感染，祛痰，支气管舒张剂等

呼吸系统疾病
{
　支气管肺炎
　{
　　病毒性主要累及间质，细菌性累及实质
　　表现：发热、咳嗽、气促、全身症状
　　　　　（精神不振、食欲减退等）
　　重症肺炎的表现：心血管、神经、
　　　　　　　　　　消化系统、DIC 等
　　治疗：改善通气、控制炎症、对症治疗、
　　　　　防止和治疗并发症
　}
　不同病原体导致肺炎的特点
　{
　　病毒性肺炎：RSV 肺炎、腺病毒肺炎等
　　细菌性肺炎：肺炎链球菌肺炎、
　　　　　　　　金黄色葡萄球菌肺炎等
　　其他：肺炎支原体肺炎
　}
}

第十一章 心血管系统疾病

● **重点** 先心病的分型；心衰的治疗。
○ **难点** 心律失常分型及典型表现；感染性心内膜炎的表现。
★ **考点** 先心病分型及表现。

第一节 正常心血管的解剖生理

一、心脏的胚胎发育

1. 胎儿心脏在胚胎第 2 ~ 8 周完成，由原始心管发育成四个腔室：心球、心室、心房、静脉窦。3 ~ 4 周房室共腔，从房室交界的背面和腹面各长出一心内膜垫，两垫相连将房室腔分开。

2. 3 周末，房间隔从背侧向前下方生长为第一房隔，其下缘向心内膜垫生长时，留有一孔为原发孔，在原发孔关闭之前，在第一房隔上又形成继发孔。5 ~ 6 周，第一房隔右侧心房壁折叠长出第二房隔，其向心内膜垫延伸时，游离缘留下一孔为卵圆孔。

3. 第二房隔未能遮盖继发孔形成房间隔缺损。

二、小儿循环的特点

1. 胎儿循环的特点

（1）氧合血经过下腔静脉先进入右房，大部分氧合血从卵圆孔导入左房左室。

（2）动脉导管开放，以便使肺动脉氧合程度较低的血大多流入降主动脉，经脐动脉入胎盘进行氧合。

（3）胎儿肺循环阻力高于体循环阻力，保持动脉导管由肺动脉向主动脉的流向。

（4）胎盘血管床丰富，阻力低，有利于胎儿和母体的物质交换。

2. 出生后循环的特点

（1）肺循环建立：呼吸建立→血氧升高→肺血管张开→肺循环阻力降低→肺动脉血畅流入肺。

（2）断脐→下腔回右房血流减少→右心房压力降低→卵圆孔关闭。

（3）肺循环血流量增加→左房血流增加→左心房压力升高→卵圆孔关闭。

（4）血氧升高→大量氧化血通过动脉导管→动脉导管收缩→动脉导管关闭。

（5）静脉导管关闭：脐静脉断源、淤塞→肝圆韧带。

第二节　儿童心血管系统疾病诊断方法

一、病史与体格检查

1. 儿童心血管系统疾病常见症状。喂养困难、活动耐力减低、呼吸急促、呼吸困难、青紫、生长发育迟缓、缺氧发作，有时可出现水肿、晕厥、心悸、胸痛等症状。

2. <3岁婴幼儿心血管病以先天性心脏病最常见。婴幼儿的心功能不全以呼吸浅促、喂养困难、易出汗为主要症状。左心房或肺动脉扩张压迫喉返神经可引起声音嘶哑。有青紫者应注意排除呼吸系统疾病，询问有无蹲踞、缺氧发作。

3. 风湿性心脏病多见于年长儿，注意有无咽痛、游走性关节痛、舞蹈病等病史。对胸闷、心悸、心前区疼痛者，注意心律失常、心肌疾病。

4. 川崎病为发达国家和地区后天性心脏病常见病因，主要累及冠状动脉，多 < 5 岁发病，皮肤、黏膜、淋巴结等部位有独特症状。

二、体格检查

1. 全身检查

（1）注意特殊面容及全身合并畸形、精神状态、体位和呼吸频率。

（2）检查口唇、鼻尖、指端毛细血管丰富部位有无发绀，青紫6个月至1年后可有杵状指。

（3）皮肤黏膜瘀点是感染性心内膜炎血管栓塞的表现。

（4）皮下小结、环形红斑是风湿热的主要表现之一。

（5）注意颈动脉搏动，肝颈静脉回流征，肝脾大小、质地及有无触痛，下肢有无水肿。

2. 心脏检查

（1）视诊

①心前区隆起者多示有心脏扩大，应注意与佝偻病引起的鸡胸相鉴别。

②正常 <2 岁小儿，心尖搏动见于左第4肋间，其左侧最远点可达锁骨中线外1cm。

③5~6岁时左第5肋间，锁骨中线上。

④正常的心尖搏动范围不超过 $2 \sim 3 cm^2$，若心尖搏动强烈、范围扩大提示心室肥大。

⑤左心室肥大时，心尖搏动最强点向左下偏移。

⑥右心室肥大时，心尖搏动弥散，有时扩散至剑突下。

⑦心尖搏动减弱见于心包积液和心肌收缩力减弱。

⑧右位心的心尖搏动见于右侧。

（2）触诊

①左第 5 ~ 6 肋间锁骨中线外抬举感为左心室肥大佐证。

②胸骨左缘第 3 ~ 4 肋间和剑突下抬举感提示右心室肥大。

③震颤位置有助判断杂音来源。

（3）叩诊：可粗略估计心脏的位置及大小。

（4）听诊：注意心率快慢、节律是否整齐，第一、二心音强弱、亢进、减弱或是消失，有无分裂，特别是肺动脉瓣区第二心音（P_2）意义更大。

①P_2亢进提示肺动脉高压，而减弱则支持肺动脉狭窄的诊断。

②正常儿童在吸气时可有生理性 P_2 分裂，固定性分裂是房间隔缺损的重要体征。

③杂音对鉴别先天性心脏病的类型有重要意义，需注意其位置、性质、响度、时相及传导方向。

3. 周围血管征

（1）股动脉搏动减弱或消失，下肢血压低于上肢，提示主动脉缩窄。

（2）脉压增宽，伴毛细血管搏动和股动脉枪击音，提示动脉导管未闭或主动脉瓣关闭不全。

三、辅助检查

1. 经皮脉搏血氧饱和度测定

（1）普通 X 线检查：小儿先天性心脏病诊断常用手段，包括胸部透视和摄片。

（2）分析 X 线片时，应注意摄片质量要求、确定心脏位置、测量心胸比值、肺血管阴影，充血或缺血，有无侧支血管形成、心脏形态、位置及各房室增大，血管异位，肺动脉段突出或凹陷，主动脉结增大缩小。

2. 心电图检查

（1）对心脏病诊断有一定帮助，对各种心律失常有特异性。

（2）对房室肥大、传导阻滞、电解质紊乱及药物中毒有提示意义。

（3）对心脏位置及心肌病变也有重要的参考价值。

3. 超声心动图检查 M型超声心动图、维超声心动图、多普勒超声、三维超声。

4. 心导管检查 先天性心脏病进一步明确诊断和决定手术前重要检查方法之一，包括右心导管检查、左心导管检查。

5. 其他 心血管造影、磁共振成像、计算机断层扫描及放射性核素心血管显像。

第三节　先天性心脏病

最常见为室间隔缺损，其次为房间隔缺损，动脉导管未闭，大动脉转位，主动脉狭窄，法洛四联症。

一、分型

左向右分流型（潜伏青紫型）	室间隔缺损、房间隔缺损、动脉导管未闭
右向左分流型（青紫型）	法洛四联症、大动脉转位、三尖瓣闭锁
无分流型（无青紫型）	肺动脉狭窄

二、并发症

1. 肺炎与心力衰竭 见于左向右分流型，易并发感染。

2. 亚急性细菌性心内膜炎。

3. 阵发性呼吸困难，右室流出道狭窄所致。见于法洛四联症。

4. 脑栓塞、脑脓肿。

三、常见先天性心脏病

（一）室间隔缺损

最常见，所有的心血管畸形中，2/3 有室缺。

1. 分类

（1）膜周型：最多见，占 60% ~ 70%，位于室上嵴下室间隔膜部。

（2）肌部型：位于肌小梁部，占 10% ~ 20%。

（3）双动脉下型：较少见。

2. 病理生理 取决于缺损大小及肺血管阻力。

（1）小型室间隔缺损：直径 <5mm 或面积 $<0.5cm^2/m^2$ 体表面积，左向右分流量少，可无症状。

（2）中型室间隔缺损：直径 5 ~ 10mm 或面积 $0.5 ~ 1.0cm^2/m^2$ 体表面积，分流量多，肺循环血流量可达体循环的 1.5 ~ 3.0 倍以上，肺动脉收缩压和肺血管阻力可在较长时间不增高。

（3）大型室间隔缺损：直径 >10mm 或缺损 $>1.0cm^2/m^2$ 体表面积，随肺血管病变进行性发展则渐变为不可逆阻力性肺动脉高压。当右心室收缩压超过左心室收缩压时，左向右分流逆转为双向分流或右向左分流，出现发绀，即艾森曼格综合征。

3. 临床表现

小型缺损（缺损直径 <5mm）	可无症状，仅体检时发现胸骨左缘 3、4 肋间响亮粗糙的全收缩期杂音，P_2 正常或亢进，伴有震颤
中型缺损（5 ~ 10mm）	患儿多生长迟缓，体重不增，有消瘦、喂养困难，活动后乏力、气短、多汗，易患反复呼吸道感染，易导致充血性心力衰竭等心脏搏动活跃，胸骨左缘第 3、4 肋间可闻及 Ⅲ ~ Ⅳ 级粗糙的全收缩期杂音，可触及收缩期震颤

续表

大型缺损 （>10mm）	肺动脉第二音亢进，随着肺动脉压增高，分流量减少，杂音逐渐减弱

4. 辅助检查

（1）心电图：左心室肥大或左、右心室肥大，左室舒张期负荷加重，肺动脉高压时，右心室肥大。

（2）X线检查：左右室大、左房大；肺动脉段突出；主动脉结缩小；肺门舞蹈；肺野充血。

（3）超声心动图

①可直接探及缺损大小。

②左房、左室内径增宽，右室内径也可增宽。

③室间隔活动正常。彩色多普勒可探及分流位置、方向、大小。

（4）心导管检查：右心室血氧比右心房高；右心室和肺动脉压力增高。

（二）房间隔缺损

先心病中占5%~10%；是成人最常见先心病之一。

1. 分类

（1）原发孔型：常伴有二尖瓣或三尖瓣的裂孔而形成关闭不全。

（2）继发孔型（中央型）：最常见，缺口位于卵圆窝。

（3）静脉窦型。

（4）冠状静脉窦型：最少见。

2. 病理生理

（1）右心房、右心室扩张；肺动脉扩张、肺充血。

（2）左心室、主动脉血流减少，体循环少血。

3. 临床表现

（1）缺损小者终身无症状。

（2）缺损大者或原发孔缺损者症状出现早，活动后心悸、气促、易疲劳（体循环少血）。少数有咳嗽、咯血及频发呼吸道感染（肺多血）。扩张的肺动脉压迫喉返神经，引起声音嘶哑。

（3）偶有婴儿以阵发性室上性心动过速为最早表现，如早期有房扑或房颤，缺损较大。

（4）无青紫、心前区饱满，搏动活跃，剑突部明显。

（5）胸骨左缘 2、3 肋间可闻及收缩期喷射性杂音，常不超过 3 级，向两肺传导，不伴震颤；杂音在婴儿期不明显（右心压力高，分流不明显）；肺动脉第二音（P_2）固定分裂；肺血流量大于体循环一倍时，听诊区可出现三尖瓣相对狭窄的短促、低频舒张期杂音。

4. 辅助检查

（1）**X 线检查**

①右心房、右心室扩大。

②肺动脉段突出；主动脉结缩小。

③肺门舞蹈征；肺野充血。

（2）**超声心动图**

①M 型超声心电图可以显示右心房、右心室增大。

②室间隔矛盾运动。主动脉内径小。彩色多普勒可探及分流位置、方向、大小。

（3）**心导管检查**

①右房血氧较上下腔静脉高。

②右房压力高于正常；导管从右房经缺损进入左房。

（三）动脉导管未闭

占先心病发病 10%；足月新生儿出生后，即功能上关闭，大多在生后三个月，完成解剖上关闭。未成熟儿关闭延迟。

1. 病理生理

（1）病理生理学改变主要是通过导管引起的分流，分流量的大小与导管的直径以及主、肺动脉的压差有关。

（2）当肺动脉压超过主动脉压时，左向右分流明显减少或停止，产生肺动脉血流逆向分流入降主动脉，患儿呈现差异性发绀，下半身青紫，左上肢可有轻度青紫，而右上肢正常。

2. 临床表现

（1）导管细：无症状。

（2）导管粗者：出现气急、咳嗽（肺多血）、乏力、多汗、心悸（体循环少血）。扩张的肺动脉压迫喉返神经，引起声音嘶哑。右向左分流者，下肢青紫（差异性紫绀），脚趾杵状指。

（3）出生时数日内因肺动脉压未下降，分流量不多，可无杂音。随着肺循环阻力下降，杂音日趋明显。

（4）杂音：胸骨左缘 2、3 肋间有 3～4 级粗糙连续性的机器样杂音。杂音最响处可扪及震颤。向左锁骨下、颈部和背部传导；新生儿或婴儿可仅有收缩期杂音；P_2 亢进；脉压差增宽（大于 40mmHg）及周围血管征。

3. 辅助检查

（1）心电图：左房、左室肥大，肺动脉高压时可有右室肥厚。

（2）X 线检查

①左心房、左心室扩大。

②肺动脉段突出；主动脉结扩大。

③肺野充血。

（3）超声心动图

①二维超声心动图可直接探到未闭合动脉导管。

②脉冲多普勒在动脉导管开口处可探测到典型收缩期与舒张期连续性湍流频谱。

（4）心导管检查

①肺动脉血氧含量比右室高；肺动脉压高于右室。

②导管从肺动脉通过动脉导管进入降主动脉。

（四）法洛四联症

1. 概述　法洛四联症由以下畸形组成。

（1）右心室流出道梗阻：狭窄范围可自右心室漏斗部入口至左、右肺动脉分支。可为漏斗部狭窄、动脉瓣狭窄或两者同时存在。

（2）室间隔缺损：为膜周型缺损。

（3）主动脉骑跨：主动脉根部粗大顺时针向右移骑在室间隔缺损上，骑跨范围15%～95%。

（4）右心室肥厚：一般认为其属于继发性病变。

2. 病理生理

（1）右心室、右心房扩张；肺动脉狭窄、右室流出道梗阻、肺少血。

（2）体循环中是混合血（右向左分流的多少取决于流出道梗阻的程度）。

3. 临床表现

（1）青紫：动脉导管闭合后逐渐明显（3～6个月）；杵状指6个月以后（混合血）。

（2）阵发性缺氧发作：呼吸急促、阵发性呼吸困难，晕厥，惊厥（肺动脉突然痉挛）。

（3）蹲踞症状：下肢屈曲，增加体循环阻力，肺血流增多；回心血量减少，体循环氧饱和度增加，防止晕厥（肺少血）。

（4）杵状指（趾）：发绀持续6个月以上，可表现为指（趾）端膨大如鼓槌状。

（5）胸骨左缘2、3、4肋间闻及粗糙喷射性收缩期杂音，胸骨左缘4、5肋间可闻及全收缩期杂音。

4. 辅助检查

（1）心电图：电轴右偏，右心室肥大。

（2）X 线检查

①右心室扩大。

②肺动脉段凹陷；心影呈靴型。

③无肺门舞蹈；肺野清晰缺血，年长儿可有网状侧支循环影。

（3）超声心动图

①主动脉骑跨于室间隔之上，内径增宽，右室内径增宽流出道狭窄。

②左室内径缩小。彩色多普勒可见右室直接将血注入骑跨的主动脉。

（4）心导管检查

①股动脉血氧饱和度明显降低。

②导管从右室进入主动脉，进入左室，不易进入肺动脉。右室压力等于体循环压力。

（五）肺动脉狭窄

1. 病理生理

（1）右室流出道梗阻，右心负荷过大导致右心室肥厚，最后右心衰竭。

（2）极度严重的狭窄，导致肺动脉压很高，从动脉导管进入主动脉发生紫绀。

2. 临床表现

（1）症状

①心悸、气短、发育落后。

②重症：婴儿期可发生紫绀、右心衰竭。

（2）体征

①胸骨右缘 2 肋间收缩期杂音，有震颤。

②狭窄的肺动脉瓣突然打开可有收缩早期喀喇音，关闭延迟导致 P_2 分裂；P_2 减弱。

3. X 线检查 右心室肥大、肺动脉段突出、肺野清晰、无肺门舞蹈。

（六）完全性大动脉换位

1. 病理生理

（1）完全性大动脉换位若不伴其他畸形，则形成两个并行循环。上、下腔静脉回流的静脉血通过右心射至转位的主动脉供应全身，而肺静脉回流的氧合血则通过左心射入转位的肺动脉到达肺部。

（2）完全性大动脉换位伴室间隔完整：两者仅靠未闭的卵圆孔及动脉导管沟通混合，故青紫、缺氧严重。

（3）完全性大动脉换位伴室间隔缺损：可使左右心血液沟通混合较多，使青紫减轻，但肺血流量增加可导致心力衰竭。

（4）完全性大动脉换位合并室间隔缺损及肺动脉狭窄：血流动力学改变类似法洛四联症。

2. 临床表现

（1）青紫：出现早，随年龄增长及活动量增加，青紫逐渐加重。

（2）心力衰竭：生后 3~4 周婴儿出现喂养困难、多汗、气促、肝大和肺部细湿啰音等进行性充血性心力衰竭等症状。

（3）体格检查：患儿常发育不良。生后心脏可无明显杂音，但有单一、响亮的第二心音，是出自靠近胸壁的主动脉瓣关闭音。

3. X 线检查 心影进行性扩大、呈蛋形。

第四节 病毒性心肌炎

一、诊断

（一）临床指标

1. 心功能不全、心源性休克或心脑综合征。

2. X 线、超声心动图检查心脏扩大。

3. 心电图改变

(1) 以 R 波为主的 2 个或 2 个以上的导联（Ⅰ、Ⅱ、aVF、V_5 导联）的 ST – T 改变持续 4 天以上伴动态变化。

(2) 窦房、房室传导阻滞，完全性右或左束支传导阻滞、成联律、多型、多源、成对或并行期前收缩。

(3) 非房室结及房室折返引起的异位性心动过速。

(4) 低电压（新生儿除外）及异常 Q 波。

4. CK – MB 或心肌肌钙蛋白（cTnI 或 cTnT）增高。

（二）病原学指标

1. 确诊标准　自心内膜、心肌、心包（活体组织检查、病理）或心包穿刺液检查，发现以下之一者可确诊。

(1) 分离到病毒。

(2) 用病毒核酸探针查到病毒核酸。

(3) 特异性病毒抗体阳性。

2. 参考依据　有以下之一者结合临床表现可考虑心肌炎系病毒引起。

(1) 自患儿粪便、咽拭子或血液中分离到病毒，且恢复期血清同型抗体效价较第 1 份血清升高或降低 4 倍以上。

(2) 病程早期患儿血中特异性 IgM 抗体阳性。

(3) 用病毒核酸探针自患儿血中查到病毒核酸。

（三）确诊依据

1. 具备临床诊断依据 2 项可临床诊断。发病同时或发病前 1~3 周有病毒感染证据支持诊断者。

2. 同时具备病原学确诊依据之一，可确诊，具备病原学参考依据之一，可临床诊断。

3. 凡不具备确诊依据，应给予必要的治疗或随诊，根据病情变化，确诊或除外心肌炎。

4. 应除外风湿性心肌炎、中毒性心肌炎、先天性心脏病、结缔组织疾病以及代谢性疾病的心肌损害、甲状腺功能亢进、原发性心肌病、先天性房室传导阻滞、心脏自主神经功能异常、β受体功能亢进及药物引起的心电图改变。

二、治疗

1. 休息。

2. 药物治疗

（1）抗病毒治疗。

（2）改善心肌营养：1, 6 - 二磷酸果糖有益于改善心肌能量代谢，促进受损细胞的修复，同时可选用大剂量维生素 C、泛醌（CoQ10）、维生素 E 和复合维生素 B、中药生脉饮、黄芪口服液等。

（3）大剂量免疫球蛋白。

（4）皮质激素。

第五节　心内膜弹力纤维增生症

一、临床表现

主要表现为充血性心力衰竭，按症状的轻重缓急可分为：①暴发型：多见于 6 个月内的婴儿。②急性型：部分患儿因心腔内附壁血栓的脱落而发生脑栓塞。③慢性型。

二、治疗

正性肌力药物，如洋地黄可用于控制心力衰竭，一般反应较好。使用时间最少要 2 年左右。在无禁忌证的情况下可同时选用血管紧张素转换酶抑制剂、β 受体阻断药。肾上腺皮质激素使用时间不宜过长。

第六节　感染性心内膜炎

一、病理

基本病理改变是心瓣膜、心内膜及大血管内膜面附着疣状感染性赘生物。

二、临床表现

1. 发热　最常见，热型可不规则或低热。

2. 心功能不全及心脏杂音

3. 血管征象　血管栓塞是 IE 的重要合并症，可出现相关部位的缺血、出血症状。

4. 免疫征象

三、实验室检查

血细菌培养阳性是确诊感染性心内膜炎的重要依据。

四、诊断

1. 赘生物（包括已形成栓塞的）或心脏感染组织经培养或镜检发现微生物。

2. 赘生物或心脏感染组织经病理检查证实伴活动性心内膜炎。

3. 血培养阳性，即分别 2 次血培养有相同的感染性心内膜炎的常见微生物（草绿色链球菌、金黄色葡萄球菌、凝固酶阴性葡萄球菌、肠球菌等）。

五、治疗

1. 一般治疗 保证患者充足的热量供应。

2. 抗生素治疗 抗生素应连用 4 ~ 8 周,用至体温正常,栓塞现象消失,周围血象、血沉恢复正常,血培养阴性。停药 8 周后需复查血培养。

3. 手术治疗 手术指征为瓣膜功能不全引起的中重度心力衰竭;抗生素使用 1 周以上仍高热,赘生物增大;反复发生栓塞;真菌感染;瓣膜穿孔破损。

第七节 小儿心律失常

一、期前收缩

(一)临床表现

多无症状,个别可诉心悸、胸闷及心前区不适。

(二)辅助检查

心电图可明确诊断。

1. 房性期前收缩

(1) P' 波提前;P' R 间期正常。

(2) 期前收缩后不完全代偿间歇。

(3) 心室内差异传导可见变形 QRS 波。

2. 交界性期前收缩

(1) QRS 波提前,但形态、时限基本正常。

(2) 可见逆行 P' 波,P' R 间期小于 0.10 秒。

(3) 不完全代偿间歇。

3. 室性期前收缩

（1）QRS 波提前，无异位 P 波。

（2）QRS 波宽大、畸形，T 波与主波方向相反。

（3）期前收缩后多完全代偿间歇。

（三）治疗

1. 积极治疗原发病。

2. 期前收缩次数不多，无自觉症状，期前收缩形态一致可无需药物治疗。

3. 在器质性心脏病基础上出现期前收缩，或有自觉症状、心电图上呈多源性，可予抗心律失常药。室上性期前收缩可用维拉帕米、β-受体阻滞剂、胺碘酮，室性期前收缩可用普罗帕酮、β-受体阻滞剂、胺碘酮、美西律。

二、阵发性室上性心动过速

1. 临床表现

（1）小儿常突然烦躁不安、面色青灰、皮肤湿冷、呼吸增快、脉搏细弱，常伴有干咳，有时呕吐。年长儿可自诉心悸、心前区不适、头晕等。

（2）发作时心率突然增快在 160～300 次/分之间，一次发作可持续数秒钟至数日。发作停止时心率突然减慢，恢复正常。

（3）听诊时第一心音强度完全一致，发作时心率较固定而规则等为本病的特征。

2. 心电图

（1）P 波形态异常，可与 T 波重叠。

（2）发作持续时间较久者，可有暂时性 ST 段及 T 波改变。

（3）QRS 形态正常，部分可有预激综合征表现。

3. 治疗

（1）兴奋迷走神经终止发作

①刺激咽部。②压迫颈动脉窦法。③潜水反射法。

（2）药物治疗

①洋地黄类药物：适用于病情较重，发作持续 24 小时以上，有心力衰竭表现者。室性心动过速或洋地黄中毒引起的室上性心动过速禁用此药。低血钾、心肌炎、阵发性室上性心动过速伴房室传导阻滞或肾功能减退者慎用。

②β 受体阻断药：重度房室传导阻滞，伴有哮喘及心力衰竭者禁用。

③选择性钙拮抗剂：1 岁以内婴儿禁用。

④钠通道阻滞剂。

（3）电学治疗：直流电同步电击转律。

（4）射频消融术。

三、室性心动过速

1. 临床表现

（1）小儿烦躁不安、苍白、呼吸急促。年长儿可主诉心悸、心前区疼痛，严重病例可有晕厥、休克、充血性心力衰竭等。

（2）心率增快，常在 150 次/分以上，节律整齐，心音可有强弱不等现象。

2. 心电图

（1）心室率 150～250 次/分。

（2）QRS 波宽大畸形。

（3）T 波与 QRS 主波相反，P 波与 QRS 之间无固定关系。

（4）QT 间期多正常。

（5）心房率较心室率缓慢，有时可见到室性融合波或心室夺获。

3. 治疗

（1）药物选用利多卡因。

（2）伴有血压下降或心力衰竭者首选同步直流电复律。

四、房室传导阻滞

（一）临床表现

1. Ⅰ度 AVB 无临床症状，偶有第一心音低钝。

2. Ⅱ度 AVB 者出现漏搏较多时可有心悸、胸闷等。

3. Ⅲ度 AVB 者取决于有否合并先天性心脏病、起病急缓、心室率快慢等。

（二）心电图

1. Ⅰ度 AVB　PR 间期超过正常范围。

2. Ⅱ度 AVB

（1）莫氏Ⅰ型　PR 间期逐渐延长，RR 间期逐渐缩短至 QRS 脱落，且最长 RR 间期小于 2 倍最小 RR 间期之和。

（2）莫氏Ⅱ型　PR 间期基本恒定，常伴 QRS 波增宽。

3. Ⅲ度 AVB P 波全部落在了有效不应期内，心室率较心房率慢。

（三）治疗

1. Ⅰ度、Ⅱ度 AVB 主要是病因治疗。

2. Ⅲ度 AVB：纠正缺氧与酸中毒可改善心脏传导功能。必要时安装起搏器。

第八节　心力衰竭

（一）临床诊断依据

1. 安静时心率增快，婴儿 >180 次/分，幼儿 >160 次/分。

2. 呼吸困难，青紫突然加重，静息时呼吸 >60 次/分。

3. 肝大，达肋下 3cm 以上，或在密切观察下短时间内较前增大，而不能以横膈下移等原因解释。

4. 心音明显低钝，或出现奔马律。

5. 突然烦躁不安、面色苍白或发灰，而不能用原有疾病解释。

6. 尿少，下肢水肿，除外其他原因所致。

具备临床表现前 4 项，并有 2 项实验室检查即可诊断。

（二）辅助检查

1. 胸部 X 线检查　心影多呈普遍性扩大、心搏动减弱、肺纹理增粗，肺淤血或肺水肿表现。

2. 超声心动图　可见心室和心房腔扩大，收缩和（或）舒张功能的减低，射血分数降低。

（三）治疗

1. 一般治疗　减轻心脏负担，吸氧，纠正水、电解质、酸碱平衡紊乱。

2. 洋地黄类药物

①仍是儿科临床上广泛使用的强心药。②对合并心率增快、房扑、房颤者更有效。③对贫血、心肌炎引起者疗效较差。④早产儿对洋地黄比足月儿敏感，后者又比婴儿敏感。⑤婴儿的有效浓度为 2～4ng/ml，大年龄儿童为 1～2ng/ml。

（1）洋地黄化

①病重或不能口服者，用毛花苷 C 或地高辛静脉注射，首次给洋地黄化总量的 1/2，余量分 2 次，每隔 4～6 小时给予，多数患儿可于 8～12 小时内达到洋地黄化。

②能口服者口服地高辛，首次给洋地黄化总量 1/3 或 1/2，余量分 2 次，隔 6～8 小时给予。

（2）维持量：洋地黄化后 12 小时可给予维持量，每次给负荷量的 1/8～1/10，每天两次。

（3）洋地黄毒性反应

①心力衰竭越重、心功能越差者，其治疗量和中毒量越接近，易发生中毒。

②肝肾功能障碍、电解质紊乱、低钾、高钙、心肌炎和大

剂量利尿后均易有洋地黄中毒。

3. 利尿剂

（1）钠水潴留为心力衰竭重要病理生理改变。

（2）慢性心力衰竭一般联合使用噻嗪类与保钾利尿剂，间歇疗法维持治疗，防止电解质紊乱。

4. 血管扩张剂 血管紧张素转换酶抑制剂、硝普钠、酚妥拉明（苄胺唑啉）、多巴胺（心力衰竭伴有血压下降时）。

5. 病因治疗 应重视病因治疗，手术治疗往往是解除先天性心脏病患者心力衰竭的根本措施。

小结速览

心血管系统疾病
- 左向右分流型
  - 室间隔缺损—表现：胸骨左缘 3、4 肋间有响亮粗糙的全收缩期杂音
  - 房间隔缺损—表现：胸骨左缘 2、3 肋间可闻及收缩期喷射性杂音
  - 动脉导管未闭—表现：胸骨左缘 2、3 肋间有 3~4 级粗糙连续性的机器样杂音
- 右向左分流型
  - 法洛四联症
    - 分类：右心室流出道梗阻、室间隔缺损、主动脉骑跨、右心室肥厚
    - 表现：青紫、杵状指、阵发性呼吸困难、惊厥、蹲踞现象，胸骨左缘 2、3、4 肋间闻及粗糙喷射性收缩期杂音，胸骨左缘 4、5 肋间可闻及全收缩期杂音
  - 大动脉转位—表现：出生后有紫绀（全身性）、气急、心衰

心血管系统疾病
├─ 无分流型—肺动脉狭窄—表现：心悸、气短、发育落后。
│　　　　　　　　　　　　　重症婴儿期可发生
│　　　　　　　　　　　　　紫绀、右心衰竭
├─ 病毒性心肌炎—诊断：主要根据临床指标和病原学指标
├─ 小儿心律失常
│　├─ 期前收缩
│　│　├─ 交界性期前收缩
│　│　├─ 室性期前收缩
│　│　└─ 房性期前收缩
│　├─ 阵发性室上性心动过速
│　├─ 室性心动过速
│　└─ 房室传导阻滞
└─ 心力衰竭
　　├─ 表现：心率增快、呼吸困难、心音低钝、
　　│　　　　烦躁不安、尿少
　　└─ 治疗：减轻心脏负荷、洋地黄类药物、
　　　　　　　利尿剂、血管扩张剂、病因治疗

第十二章 泌尿系统疾病

> ● **重点** 肾小球疾病分类；急性肾衰竭的诊断。
> ○ **难点** 肾小管酸中毒、溶血尿毒综合征的表现。
> ★ **考点** 急性肾小球肾炎的诊断；肾病综合征表现。

第一节 儿童泌尿系统解剖生理特点

一、解剖特点

1. 肾 年龄越小肾脏相对越重，婴儿肾脏位置较低，其下极可低至髂嵴以下第 4 腰椎水平，2 岁以后始达髂嵴以上。右肾位置稍低于左肾。

2. 输尿管 婴幼儿输尿管长而弯曲、壁薄，易受压致梗阻，发生尿潴留诱发感染。

3. 膀胱 婴儿膀胱位置高，充盈后可位于耻骨联合以上（用于膀胱穿刺）。

4. 尿道 女婴尿道长仅 1cm（性成熟期 3 ~ 5cm），易受细菌污染，男婴常有包茎和包皮，尿垢积聚时易引起上行性细菌感染。

二、生理特点

肾脏功能如下。

（1）排泄功能。

（2）调节机体水、电解质、酸碱平衡，维持内环境相对稳定。

（3）内分泌功能。

第二节　儿童肾小球疾病的临床分类

一、原发性肾小球疾病

1. 肾小球肾炎

（1）急性肾小球肾炎：可分为**急性链球菌感染后肾小球肾炎和非链球菌感染后肾小球肾炎**。

（2）急进性肾小球肾炎。

（3）慢性肾小球肾炎。

2. 肾病综合征

（1）按临床表现可分为：单纯型肾病和肾炎型肾病。

（2）按糖皮质激素反应分为：激素敏感型肾病；激素耐药型肾病；激素依赖型肾病；肾病复发与频复发。

3. 孤立性血尿或蛋白尿

4. 其他

二、继发性肾小球疾病

1. 紫癜性肾炎

2. 狼疮性肾炎

3. 乙肝病毒相关性肾炎

4. 其他

三、遗传性肾小球疾病

1. 先天性肾病综合征

（1）遗传性

（2）原发性

2. 遗传性进行性肾炎

3. 家族性良性血尿

第三节　急性肾小球肾炎

一、病因

大多数属 A 组 β 溶血性链球菌急性感染后可引起免疫复合物性肾小球肾炎。上呼吸道感染或扁桃体感染最多见，脓皮病或皮肤感染次之。除 A 组 β 溶血性链球菌外，其他多种病原体也可导致。

二、发病机制

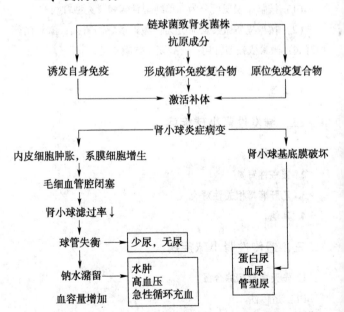

四、病理

早期的典型肾脏病变呈毛细血管内增生性肾小球肾炎改变。光镜下肾小球表现为程度不等的弥漫性增生性炎症及渗出性病变。电镜检查可见内皮细胞胞质肿胀，呈连拱状改变，使内皮孔消失。电子致密物在上皮细胞下沉积，呈散在的圆顶状驼峰样分布。基膜有局部裂隙或中断。免疫荧光检查在急性期可见弥漫一致性纤细或粗颗粒状的 IgG、C3 和备解素沉积，主要分布于肾小球毛细血管袢和系膜区，也可见到 IgM 和 IgA 沉积。

五、临床表现

1. 典型表现

（1）前驱感染：以呼吸道感染及皮肤感染为主。

（2）血尿：50% ~70% 肉眼血尿，一般 1~2 周后转为显微镜下血尿。

（3）蛋白尿：程度不等。有 20% 可达肾病水平。

（4）水肿：多累及颜面、眼睑，非凹陷性。

（5）高血压：30% ~80% 的病例有血压增高。

（6）少尿：肉眼血尿严重者可伴有尿量减少。

2. 严重表现

（1）循环充血

①气急、心率快、奔马律、两肺满布湿啰音、肝大而硬等。

②少数可突然发生，病情急剧恶化。

（2）高血压脑病

①血压过高→脑血管痉挛→脑缺氧及水肿。

②血压可达 150~160mmHg/100~110mmHg 以上。年长儿会主诉剧烈头痛、呕吐、复视或一过性失明，严重者突然出现惊厥、昏迷。

(3) 急性肾功能不全：常发生于疾病初期，出现尿少、尿闭等症状，引起暂时性氮质血症、电解质紊乱和代谢性酸中毒，一般持续 3~5 日，不超过 10 天。

3. 非典型表现

（1）无症状性急性肾炎：为亚临床病例，患儿仅有显微镜下血尿或仅有血清 C3 降低而无其他临床表现。

（2）肾外症状性急性肾炎：有的患儿水肿、高血压明显，甚至有严重循环充血及高血压脑病，但尿改变轻微或尿常规检查正常，可有链球菌前驱感染和血清 C3 水平明显降低。

（3）以肾病综合征为表现的急性肾小球肾炎：少数患儿以急性肾炎起病，但水肿和蛋白尿突出，伴低白蛋白血症和高胆固醇血症，临床表现似肾病综合征。

六、辅助检查

1. 尿蛋白可在 + ~ + + + 之间，且与血尿程度平行。

2. 外周血白细胞一般轻度升高或正常，血沉加快。

3. 咽炎患者抗链球菌溶血素 O（ASO）增加，10~14 天升高，3~5 周达高峰，3~6 个月恢复正常。

4. 肾小管功能正常。

5. 明显少尿时血尿素氮和肌酐可升高。

6. 持续少尿无尿者，血肌酐升高，内生肌酐清除率降低，尿浓缩功能也受损。

七、诊断和鉴别诊断

1. 根据前期链球菌感染史，急性起病，具备血尿、蛋白尿、水肿及高血压等特点，急性期血清 ASO 度升高，C3 浓度降低，则可临床诊断急性肾炎。

2. 鉴别诊断

（1）其他病原体感染的肾小球肾炎：可从原发感染灶及各自临床特点相区别。

（2）IgA 肾病

①血尿为主要症状，表现反复性肉眼血尿。

②多上呼吸道感染后 24～48 小时血尿，无水肿、高血压、血 C3 正常。

③确诊靠肾活检免疫病理诊断。

（3）慢性肾炎急性发作

①无明显前期感染，有肾炎症状外。

②常贫血，肾功能异常，低比重尿或固定低比重尿，尿改变以蛋白增多为主。

（4）原发性肾病综合征

①有肾病综合征表现的急性肾炎需与此病鉴别。

②若患儿急性起病，有明确链球菌感染证据，血清 C3 降低，肾活检病理为毛细血管内增生性肾炎者有助急性肾炎诊断。

（5）其他：急进性肾炎或其他系统性疾病引起的肾炎，如紫癜性肾炎、狼疮性肾炎等。

八、治疗

1. 抗感染　有感染灶时用青霉素 10～14 天。

2. 对症治疗

（1）卧床休息至浮肿消退、血压及肾功正常、肉眼血尿消失。血沉正常可上学，尿检完全正常后才可恢复体力活动。

（2）利尿：经控制水、盐入量后仍水肿、少尿用氢氯噻嗪 1～2mg/（kg·d）。无效时用呋塞米，口服 2～5mg/（kg·d）、注射 1～2（mg·kg）/次。

（3）降血压：使用降压药，包括硝苯地平、卡托普利。

（4）对难治病例可采用连续血液净化治疗或透析治疗。

3. 严重循环充血的治疗

（1）纠正水钠潴留，恢复正常血容量，可用呋塞米注射。

（2）有肺水肿者除一般对症治疗可加硝普钠，5～20mg 加入 5% 葡萄糖液 100ml 中。

（3）难治者可用腹膜透析或血液滤过治疗。

九、预后

自限性疾病，预后良好，95% 病例能完全恢复，小于 5% 的病例可有持续尿异常，死亡病例在 1% 以下。

第四节　肾病综合征

一、病理生理

1. 蛋白尿（基本病变）　肾小球通透性增加。

2. 低蛋白血症　血浆蛋白由尿中大量丢失和从肾小球滤出后被肾小管吸收分解是造成肾病综合征低蛋白血症的主要原因；肝脏合成蛋白的速度和蛋白分解代谢率的改变也使血浆蛋白降低。

3. 水肿（最常见）　蛋白尿、肾小管上皮细胞分解白蛋白增多等因素→低蛋白血症→血浆胶体渗透压降低→水分进入组织间质→导致水肿；循环血量减少→抗利尿激素分泌增加、肾素→血管紧张素系统激活、肾小球率过滤降低→导致水钠潴留→加重水肿。

4. 高脂血症　低蛋白血症使肝脏脂质和脂蛋白合成增加，高胆固醇血症、高甘油三酯血症与蛋白尿、低蛋白血症的程度相关。

二、临床表现

1. 水肿最常见，始于眼睑，后及全身，呈凹陷性，重者有腹腔积液或胸腔积液。

2. 多起病隐匿，无明显诱因。

3. 常伴尿量减少，颜色变深，无并发症者无肉眼血尿，短暂的镜下血尿可见约15%患者。

4. 多血压正常，轻度高血压见于15%患者，严重高血压不支持微小病变型 NS 诊断。

5. 30%因血容量减少而有短暂肌酐清除率下降，一般肾功能正常，急性肾衰竭少见。

6. 部分晚期有肾小管功能障碍，有低血磷性佝偻病、肾性糖尿、氨基酸尿和酸中毒等。

7. 约30%有病毒或细菌感染发病史，70%复发与病毒感染有关。

三、并发症

1. 感染 肾病患儿极易罹患各种感染。常见为呼吸道、皮肤、泌尿道感染和原发性腹膜炎等，其中尤以上呼吸道感染最多见，占50%以上。

2. 电解质紊乱和低血容量

（1）不恰当限盐：低钠血症。

（2）大量使用利尿剂：低钾血症。

（3）大量钙随蛋白从尿中丢失、肠道水肿钙吸收不利：低钙血症。

（4）血容量减少：易发生低血容量性休克。

3. 血栓形成 肾病综合征高凝状态易致各种动、静脉血栓形成，以肾静脉血栓形成常见，表现为突发腰痛、出现血尿或血尿加重、少尿，甚至发生肾衰竭。

4. 急性肾衰 5%的微小病变型肾病可并发急性肾衰竭。

5. 肾小管功能

（1）大量白蛋白重吸收导致近段小管上皮损害，可以出现糖尿、氨基酸尿、小管性蛋白尿，

（2）严重者出现 Fanconi 综合征。

四、辅助检查

1. 尿液分析

（1）常规检查：15%有短暂的镜下血尿，大多可见透明管型、颗粒管型和卵圆脂肪小体。

（2）蛋白定量：24 小时尿蛋白定量检查≥50mg/（kg·d）为肾病范围的蛋白尿。尿蛋白/尿肌酐，正常儿童上限为 0.2，肾病≥3.0。

2. 血清蛋白、胆固醇和肾功能测定 血清白蛋白浓度≤25g/L 可诊断为肾病综合征的低白蛋白血症。

3. 血清补体测定 微小病变型或单纯性 NS 补体正常，肾炎性 NS 补体下降。

4. 系统性疾病的血清学检查 对新诊断的肾病患者需检测抗核抗体（ANA）、抗–dsDNA 抗体、Smith 抗体等。

5. 高凝状态和血栓形成的检查 疑有血栓形成者彩色多普勒 B 型超声明确诊断。

6. 经皮肾穿刺组织病理学检查 NS 肾活检指征：对糖皮质激素治疗耐药或频繁复发者；临床或实验室支持肾炎性肾病或慢性肾小球肾炎者。

五、治疗

（一）一般治疗

1. 适当休息。

2. 饮食

（1）活动期盐 1～2g/d。蛋白质摄入 1.5～2g/（kg·d），以高生物效价的动物蛋白（乳、鱼、蛋、禽、牛肉等）为宜。

（2）在应用糖皮质激素过程中每日应给予维生素 D 400U 及适量钙剂。

3. 利尿　对糖皮质激素耐药或未使用糖皮质激素而水肿较重伴尿少者可配合使用利尿剂，但需密切观察出入水量、体重变化及电解质紊乱。

4. 防治感染。

（二）糖皮质激素

1. 初治病例诊断确定后应尽早选用泼尼松治疗。

2. 复发和糖皮质激素依赖性肾病的其他激素治疗。

（1）调整糖皮质激素的剂量和疗程。

（2）更换糖皮质激素制剂。

（3）甲泼尼龙冲击治疗。

（三）抗凝

1. 肝素　剂量为 1mg/（kg·d），加入 10% 葡萄糖液 50～100ml 中静滴，1 次/日，2～4 周为 1 个疗程。

2. 尿激酶　有直接激活纤溶酶溶解血栓的作用。一般剂量为 3 万～6 万 U/d，加 10% 葡萄糖液 100～200ml 中静滴。

3. 口服抗凝药　双嘧达莫 5～10mg/（kg·d），分 3 次饭后服，6 个月为 1 个疗程。

（四）免疫抑制剂

1. 主要用于肾病综合征频繁复发、糖皮质激素依赖、耐药或出现严重副作用者。

2. 环磷酰胺副作用有白细胞降低、肝损伤、脱发、性腺损伤、出血性膀胱炎。青春期勿用。

3. 其他免疫抑制剂包括环孢素、霉酚酸酯（MMF）。

六、预后

90%～95%的微小病变型患儿首次应用糖皮质激素有效。微小病变型预后较好，但要注意严重感染或糖皮质激素的严重副作用。

第五节　泌尿道感染

一、临床表现

1. 新生儿　临床症状极不典型，多以全身症状为主，新生儿泌尿道感染常伴有败血症，但其局部排尿刺激症状多不明显。

2. 婴幼儿　临床症状不典型，常以发热最突出。拒食、呕吐、腹泻等全身症状也较明显。局部排尿刺激症状可不明显，但可发现有排尿时哭闹不安、尿布有臭味和顽固性尿布疹等。

3. 年长儿

（1）上泌尿道感染：发热、肾区叩痛。

（2）下泌尿道感染：尿频、尿痛、尿急。

二、诊断

1. 年长儿泌尿道感染症状与成人相似，尿路刺激症状明显，常是就诊主诉。结合实验室检查，可立即确诊。

2. 清洁中段尿定量培养菌落数 $\geq 10^5/ml$ 或球菌 $\geq 10^3/ml$，或耻骨上膀胱穿刺尿定性培养有细菌生长，即可确立诊断。

3. 完整泌尿道感染（UTI）诊断除了评定泌尿系被细菌感染外，还包括以下几项。

（1）本次感染系初染、复发或再感。

（2）确定致病菌类型并做药敏试验。

（3）有无尿路畸形，如膀胱输尿管反流（VUR）、尿路梗阻等，如有 VUR，进一步了解"反流"严重程度和有无肾脏疤痕形成。

（4）感染定位诊断，即上尿路感染或下尿路感染。

4. UTI 需与肾小球肾炎、肾结核及急性尿道综合征鉴别。急性尿道综合征表现为尿频、尿急、尿痛、排尿困难等尿路刺激症状，但清洁中段尿培养无细菌生长或为无意义性菌尿。

三、治疗

1. 一般处理　急性期需卧床休息，鼓励患儿多饮水及进食，对症治疗。

2. 抗菌药物治疗　选用抗生素的原则如下。

（1）感染部位：对肾盂肾炎应选择血浓度高的药物，对膀胱炎应选择尿浓度高的药物。

（2）感染途径：如发热等全身症状明显或属血源性感染，多选青霉素类或头孢菌素类治疗。

（3）根据尿培养及药敏试验结果，同时结合临床疗效选用抗生素。

（4）选用对肾功能损害小的药物。

3. 积极矫治尿路畸形

4. UTI 局部治疗　常用膀胱内药液灌注治疗，主要治疗顽固性慢性膀胱炎经全身给药治疗无效者。

第六节　肾小管酸中毒

一、远端肾小管酸中毒（Ⅰ型）

1. 临床表现

（1）原发性病例：出生后即有临床表现。

（2）慢性代谢性酸中毒：患儿表现为厌食、恶心、呕吐、腹泻、便秘、生长发育迟缓。尿 pH 大于 5.5。

（3）电解质紊乱：高氯血症和低钾血症。

（4）骨病：软骨病或佝偻病。

（5）尿路症状。

2. 实验室检查

（1）血液生化检查

①血浆 pH、$[HCO_3^-]$ 或 CO_2 结合力降低。

②血氯升高，血钾、血钠降低，血钙和血磷偏低，阴离子间隙正常。

③血 ALP 升高。

（2）尿液检查

①尿比重低。

②尿 pH > 5.5。

③尿钠、钾、钙、磷增加。

④尿氨显著减少。

（3）HCO_3^- 排泄分数（FE HCO_3^-）：正常值 < 5%。

（4）NH_4Cl 负荷试验：当血 $[HCO_3^-]$ 降至 20mmol/L 以下时，尿 pH > 5.5，具有诊断价值。

（5）肾功能检查。

（6）X 线检查。

3. 诊断依据　根据典型临床表现，排除其他原因所致的代谢性酸中毒，尿 pH>5.5 者，即可诊断为远端肾小管酸中毒，确定诊断应具有：

（1）即使在严重酸中毒时，尿 pH 也不会低于5.5。

（2）有显著的钙、磷代谢紊乱及骨骼改变。

（3）尿氨显著降低。

（4）FE HCO_3^- <5%。

（5）氯化铵负荷试验阳性。

4. 治疗

（1）纠正酸中毒：口服碳酸氢钠或用复方柠檬酸溶液（Shohl 液，含柠檬酸 140g，柠檬酸钠 98g，加水 1000ml），每1ml Shohl 液相当于 1mmol 的碳酸氢钠盐。开始剂量为 2～4mmol/（kg·d），最大可用至 5～14mmol/（kg·d），直至酸中毒纠正。

（2）纠正电解质紊乱：低钾血症可服 10% 柠檬酸钾 0.5～1mmol/（kg·d），每日 3 次。

（3）肾性骨病的治疗：维生素 D 剂量 5000～10000IU/d。从小剂量开始，缓慢增量；监测血药浓度及血钙、尿钙浓度，及时调整剂量。

（4）利尿剂：氢氯噻嗪 1～3mg/（kg·d），分 3 次口服。

（5）补充营养，保证入量，控制感染及原发疾病的治疗。

二、近端肾小管酸中毒（Ⅱ型）

1. 临床表现

（1）生长发育落后，但大多数无严重的骨骼畸形，肾结石、肾钙化少见。

（2）明显的低钾表现。

（3）高氯性代谢性酸中毒。

（4）可同时有其他近端肾小管功能障碍的表现，患儿常有多尿、脱水、烦渴症状。

（5）少数病例只有尿的改变，而无代谢性酸中毒，即呈不完全型，但可进一步发展为完全型。

2. 实验检查

（1）血液生化检查：血 pH、HCO_3^- 或 CO_2 结合力降低；血氯显著升高，血钾显著降低，阴离子间隙可正常。

（2）尿液检查：尿比重和渗透压降低；一般尿 pH > 6。当酸中毒加重，血 HCO_3^- < 16mmol/L 时，尿 pH < 5.5。

（3）HCO_3^- 排泄分数（FE HCO_3^-）> 15%。

（4）氯化铵负荷试验：尿 pH < 5.5。

第七节　溶血尿毒综合征

溶血尿毒综合征（HUS）是由多种病因引起的血栓性微血管病，临床以溶血性贫血、血小板减少和急性肾衰竭为特点。本病好发于婴幼儿和学龄儿童。

一、分型

1. 典型 HUS　又称腹泻后 HUS，多数继发于产志贺样毒素的细菌感染。

2. 非典型 HUS　又称无腹泻 HUS。

二、病理

多脏器微血管病变、微血栓形成为特点。肾脏是主要的受累器官。

三、临床表现

1. 前驱症状　多为胃肠炎表现，如腹痛、腹泻、呕吐及食欲不振等，可持续数天到 2 周。

2. 溶血性贫血　前驱期后 5 ~ 10 天突然发病，以溶血性贫血和出血为突出表现。

3. 急性肾衰竭　与贫血几乎同时发生。

四、实验室改变

1. 血液学改变　血红蛋白低至 30 ~ 50g/L，末梢血网织红细胞明显增高，血涂片可见红细胞形态异常，呈三角形、芒刺形、盔甲形等，白细胞多数增高。

2. 尿常规　可见不同程度的血尿、红细胞碎片。

3. 大便培养或病原学检查　大便培养常阴性。

4. 肾组织活检　病理表现为肾脏微血管病变、微血管栓塞。

五、治疗

早期诊断，及时纠正水、电解质平衡紊乱，控制高血压，尽早进行血浆置换和透析。

第八节　血　　尿

一、概述

血尿分为镜下血尿和肉眼血尿。

1. 镜下血尿　取新鲜清洁中段尿 10ml，离心沉淀，弃上清液，将管底沉渣 0.2ml 混匀后涂片镜检，高倍镜下红细胞 >3 个/高倍视野，或尿沉渣红细胞计数 $>8 \times 10^6/L$。

2. 肉眼血尿　肉眼即能见尿呈"洗肉样"或血样。

二、病因

包括肾脏疾病、尿路疾病和全身性疾病。

三、诊断和鉴别诊断

1. 真性血尿和假性血尿 排除以下能产生假性血尿情况。

(1) 摄入大量人造色素、食物或药物。

(2) 血红蛋白尿或肌红蛋白尿。

(3) 卟啉尿。

(4) 初生新生儿尿内尿酸盐可使尿布呈红色。

(5) 血便或月经血污染。

2. 肾小球性与非肾小球性血尿（常用方法）

(1) 尿沉渣红细胞形态学检查：见红细胞管型和肾小管上皮细胞，表明血尿为肾实质性，多提示肾小球疾病。

(2) 来源于肾小球的血尿呈棕色、可乐样或茶色、葡萄酒色，尿试纸蛋白检测 $> 100 \text{mg/dl}$。来源于下尿路的血尿常呈鲜红色、粉红色，可有血丝或血块，尿试纸蛋白检测一般 $< 100 \text{mg/dl}$。

3. 肾小球性血尿的诊断步骤

(1) 临床资料分析

①伴水肿、高血压，尿液中发现管型和蛋白尿，考虑原发性或继发性肾小球疾病。

②新近有皮肤感染，咽喉炎后出现血尿，首先要考虑急性链球菌感染后肾小球肾炎，其次为 IgA 肾病。

③发作性肉眼血尿，常见于 IgA 肾病、Alport 综合征、薄基膜肾病。

④伴皮疹和关节症状者，考虑紫癜性肾炎、狼疮性肾炎。

⑤有血尿家族史，考虑薄基膜病。

⑥伴感觉异常，应考虑 Fabry 病。

⑦伴肺出血应想到肺出血 - 肾炎综合征。

（2）血和尿生化分析

①血 ASO 升高伴有 C3 下降应考虑急性链球菌感染后肾炎。

②伴血 HBsAg（＋）和/或 HBeAg（＋），肾组织中有乙肝病毒抗原沉积，可诊断为乙肝病毒相关性肾炎。

③血清补体持续性下降，考虑原发性膜增生性肾炎、狼疮性肾炎、乙肝病毒相关性肾炎、慢性肾小球肾炎。

④ANA、Anti - dsDNA、ANCA 等阳性应考虑狼疮性肾炎。

⑤血清 IgA 增高，则有 IgA 肾病可能；IgG、IgM、IgA 增高，可考虑狼疮性肾炎、慢性肾炎。

⑥尿蛋白多见于急、慢性肾小球肾炎及肾病综合征，小分子蛋白尿，提示间质性肾炎。

（3）肾活检分析：肾活检病理检查对血尿的病因诊断具有极为重要价值，儿童最为常见是 IgA 肾病、薄基膜病、轻微病变型肾病及局灶节段性肾小球硬化。

第九节　急性肾衰竭

急性肾衰竭是由多种原因引起的肾生理功能在短期内急剧下降或丧失的临床综合征，患儿体内代谢产物堆积，出现氮质血症、水电解质紊乱和代谢性酸中毒等症状。

一、病因

1. 肾前性　任何原因引起有效循环血容量降低、使肾血流量不足，GFR 显著降低所致。

2. 肾性　肾实质病变所致的肾衰竭。

3. 肾后性　各种原因所致的泌尿道梗阻引起的急性肾衰竭。

二、临床表现

1. 水钠潴留　全身水肿、高血压、心力衰竭与肺、脑水肿，有时有稀释性低钠血症。

2. 电解质紊乱　常见高钾、低钠、低钙、高镁、高磷和低氯血症。

3. 代谢性酸中毒　恶心、呕吐、疲乏、嗜睡、呼吸深快、食欲不振、昏迷、血 pH 降低。

4. 全身各系统中毒症状　严重程度与血中尿素氮及肌酐增高浓度一致。

（1）消化系统：食欲不振、恶心、呕吐和腹泻，重者消化道出血（可加重氮质血症）或黄疸。

（2）心血管系统：表现为高血压和心力衰竭，还可发生心律失常、心包炎等。

（3）神经系统症状：嗜睡、神志混乱、焦虑不安、抽搐、昏迷和自主神经功能紊乱，如多汗或皮肤干燥，还可表现为意识、行为、记忆、感觉、情感等多种功能障碍。

（4）血液系统：出血倾向（牙龈出血、鼻出血、皮肤瘀点及消化道出血）多因血小板减少、血小板功能异常和 DIC 引起。

三、实验室检查

1. 尿液检查　有助于鉴别肾前性和肾实质性 AKI。

2. 血生化检查　注意监测电解质浓度变化及血肌酐和尿素氮。

3. 影像学检查

4. 肾活检　对原因不明 AKI，肾活检是可靠的诊断手段，可帮助诊断和评估预后。

四、诊断

48 小时血肌酐升高绝对值 > 26.5μmol/L（0.3mg/dl）；或血肌酐较原水平升高 > 50% ~ 99%；或尿量减少［尿量 < 0.5ml/（kg·h），时间超过 8 小时］。

五、治疗

1. 去除病因和治疗原发疾病。

2. 饮食和营养　低蛋白、高糖、富含维生素的食物。

3. 控制钠和水的摄入　每日液体量控制在尿量 + 显性失水 + 不显性失水 – 内生水。

4. 纠正代谢性酸中毒。

5. 纠正电解质紊乱。

6. 透析。

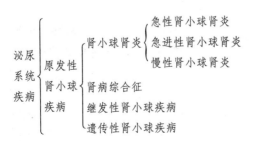

泌尿系统疾病
├─ 急性肾小球肾炎
│ ├─ 表现：呼吸道感染、血尿、蛋白尿、水肿、高血压、少尿
│ └─ 治疗：卧床休息至浮肿消退、血压及肾功正常、肉眼血尿消失。限盐。利尿。预后良好
├─ 肾病综合征
│ ├─ 表现：高度水肿（可凹性）；少尿、尿色变深
│ └─ 治疗：一般治疗糖皮质激素、抗凝、免疫抑制剂
├─ 泌尿道感染
│ ├─ 表现：新生儿败血症；婴幼儿全身症状重；年长儿上泌尿道感染－发热、肾区叩痛；下泌尿道感染－尿频、尿痛、尿急
│ └─ 治疗：一般处理、抗菌药物治疗、积极矫治尿路畸形等
├─ 肾小管酸中毒
│ ├─ 表现：慢性代谢性酸中毒、多尿、低钾血症、骨病
│ └─ 治疗：口服碳酸氢钠、10%柠檬酸钾、氢氯噻嗪
├─ 溶血尿毒综合征
│ ├─ 表现：前驱症状腹痛、腹泻、呕吐及食欲不振；溶血性贫血；急性肾衰
│ └─ 治疗：及时纠正水、电解质平衡紊乱，控制高血压，尽早进行血浆置换和透析
├─ 血尿
│ ├─ 镜下血尿
│ └─ 肉眼血尿
└─ 急性肾衰竭
   ├─ 表现：电解质紊乱、水钠潴留、代谢性酸中毒
   └─ 治疗：去除病因、治疗原发病、透析等治疗

第十三章　造血系统疾病

- ● **重点**　贫血分类；营养性贫血病因。
- ○ **难点**　溶血性贫血；血友病；弥散性血管内凝血；急性白血病分类。
- ★ **考点**　缺铁性贫血临床表现；营养性巨幼细胞性贫血治疗；急性白血病的临床表现与治疗。

第一节　小儿造血和血象特点

一、造血特点

1. 胚胎期造血

		开始造血（胚胎）	特点	消退
中胚叶造血期		第3周	中胚叶组织中有广泛原始造血成分，主要是原始有核红细胞	胚胎第6周后
肝脾造血期	肝脏	6~8周	4~5个月时达高峰 胎儿中期主要造血部位 主要产生有核红细胞，胎盘也是造血部位	6个月后
	脾脏	第8周	生成红细胞占优势，后粒系造血活跃 12周时有淋巴细胞和单核细胞 出生时成为终生造血淋巴器官	5个月后，造红细胞和粒细胞功能减退

		开始造血(胚胎)	特点	消退
肝脾造血期	胸腺	6~7周	胚胎期胸腺有短暂生成红细胞和粒细胞功能	
	淋巴结	第11周	淋巴结成为终生造淋巴细胞和浆细胞的器官胎儿期淋巴结亦有短暂红系造血功能	
骨髓造血期		第6周	胎儿4个月才开始造血活动，并迅速成为主要的造血器官出生2~5周后成为唯一造血场所	

2. 生后造血

（1）骨髓造血

①生后主要是骨髓造血。

②婴幼儿期所有骨髓均为红骨髓，全部参与造血。

③5~7岁，黄髓逐渐代替长骨中的造血组织。

④小儿生后前几年缺少黄髓，造血代偿潜力小，造血需增加时，会出现髓外造血。

（2）骨髓外造血

①骨髓外造血极少。

②生后，尤其婴儿期，感染性贫血或溶血性贫血等造血需要增加时，肝、脾和淋巴结可恢复到胎儿时造血状态，有肝、脾、淋巴结肿大。

③外周血中可有核红细胞或（和）幼稚中性粒细胞，是小儿造血器官一种特殊反应，称"骨髓外造血"，感染及贫血纠正后恢复正常。

二、血象特点

1. 红细胞数和血红蛋白量

（1）出生时红细胞数 $5.0 \times 10^{12} \sim 7.0 \times 10^{12}/L$，血红蛋白量 $150 \sim 220g/L$。

（2）$2 \sim 3$ 个月时（早产儿较早）红细胞数降至 $3.0 \times 10^{12}/L$，血红蛋白量降至 $100g/L$，有轻度贫血，称"生理性贫血"。

（3）"生理性贫血"呈自限性，3 个月后，红细胞与血红蛋白量增加，12 岁达成人水平。

（4）初生时外周血中有少量有核红细胞，生后 1 周内消失。

2. 白细胞数与分类

（1）出生时白细胞较多，以后逐渐下降。

（2）随着白细胞总数的下降，中性粒细胞比例逐渐下降，生后 $4 \sim 6$ 天时两者比例约相等；至 $1 \sim 2$ 岁时淋巴细胞约占 0.60，中性粒细胞约占 0.35，之后中性粒细胞比例逐渐上升，至 $4 \sim 6$ 岁时两者比例又相等。

3. 血容量　新生儿血量约占体重的 10%，成人血量占体重的 $6\% \sim 8\%$。

第二节　儿童贫血概述

一、诊断标准

在新生儿期：血红蛋白 $<145g/L$，$1 \sim 4$ 月 $<90g/L$，$4 \sim 6$ 月 $<100g/L$ 为贫血。

二、分度

1. 新生儿 Hb 从正常下限至 $90g/L$ 者为轻度，$\sim 60g/L$ 者为中度，~30g/L 者为重度，<30g/L 者为极重度。

2. 新生儿 Hb 为 144 ~ 120g/L 者为轻度，~90g/L 者为中度，~60g/L 者为重度，<60gL 者为极重度。

三、病因学分类

1. 红细胞和血红蛋白生成不足

（1）造血原料缺乏：包括巨幼红细胞性贫血、缺铁性贫血等。

（2）骨髓造血功能障碍：再障等。

（3）慢性病性贫血：包括感染性、免疫性、肾性及癌性。

2. 溶血性贫血

（1）红细胞内在异常：包括红细胞膜缺陷（遗传性球形红细胞增多症）、酶缺陷（G–6–PD 缺乏）、血红蛋白合成缺陷（地中海贫血）。

（2）红细胞外在因素：包括免疫性疾病（自身免疫性溶血性贫血）、非免疫性因素（药物、化学物质、感染等）、脾亢等。

3. 失血性贫血

（1）急性：创伤出血。

（2）慢性：溃疡、钩虫病。

四、形态学分类

	MCV（fl）	MCH（pg）	MCHC（g/L）
正常值	80 ~ 94	28 ~ 32	320 ~ 380
大细胞性	> 94	> 32	320 ~ 380
正细胞性	80 ~ 94	28 ~ 32	320 ~ 380
单纯小细胞性	< 80	< 28	320 ~ 380
小细胞低色素性	< 80	< 28	< 320

五、治疗原则

1. 去除病因

2. 输红细胞　贫血越严重，一次输注量越少且速度宜慢。一般选红细胞悬液，每次 5～10ml/kg，速度不宜过快，以免引起心力衰竭和肺水肿。贫血合并肺炎者，每次输红细胞量更应减少，速度减慢。

3. 造血干细胞移植

第三节　营养性贫血

一、缺铁性贫血

（一）铁代谢

1. 铁的存在形式　总铁量中约 64% 用于合成血红蛋白，32% 以铁蛋白及含铁血黄素形式贮存于骨髓、肝和脾内，3.2% 合成肌红蛋白；<1% 存在于含铁酶内和以运转铁的形式存在于血浆中。

2. 铁的来源　食物、老化或破坏红细胞所释放的铁几乎全被再利用。

（二）病因

1. 先天储备不足　早产、双胎易缺铁（胎儿从母体获得铁以妊娠最后 3 个月最多）。

2. 铁摄入不足　未及时添加含铁多的辅食。

3. 铁的吸收障碍　食物搭配不合理、长期腹泻。

4. 铁的丢失过多　钩虫病导致慢性失血。

5. 生长发育因素　婴儿生长很快铁容易不足。

（三）临床表现

一般表现	皮肤黏膜苍白、乏力、头晕
髓外造血表现	肝、脾可轻度肿大；年龄越小，病程越久，贫血越重，肝脾大越明显
消化系统	食欲不振、异食癖
神经系统	萎靡不振、烦躁不安、精神不集中、记忆力减退、智力低下
心血管系统	心率快、心脏扩大、心衰
其他	常合并感染、反甲

（四）诊断标准

1. 根据病史，特别是喂养史、临床表现和血象特点，一般可作出初步诊断。进一步进行有关铁代谢的生化检查有确诊意义。必要时可进行骨髓检查。用铁剂治疗有效可证实诊断。

2. 地中海贫血、异常血红蛋白病、维生素 B 缺乏性贫血、铁粒幼红细胞性贫血和铅中毒等亦表现为小细胞低色素性贫血，应根据各病临床特点和实验室检查特征加以鉴别。

（五）治疗

1. 对因治疗（饮食、寄生虫、胃肠道）。

2. 补充铁剂，可口服元素铁4 ~ 6mg/kg，分 3 次口服，以两餐之间口服为宜。

3. 必要时输血（如贫血严重、合并感染者、急需外科手术者）。

二、营养性巨幼细胞性贫血

（一）发病机制

维生素 B_{12} 和叶酸缺乏，致四氢叶酸减少使 DNA 合成减慢，红细胞生成变慢，进入血液循环的红细胞寿命短，从而出现贫血。

（二）临床表现

1. 一般表现 多呈虚胖或颜面轻度水肿，毛发纤细、稀疏、黄色，严重者皮肤有出血点或瘀斑。

2. 神经精神症状 烦躁易怒；维生素 B_{12} 缺乏（反应迟钝、表情呆滞、嗜睡、动作发育倒退）；叶酸缺乏（精神异常）。

3. 消化系统症状 厌食、恶心、呕吐、腹泻。

（三）辅助检查

1. 外周血象 呈大细胞性贫血；白细胞、血小板减少；血涂片可见巨幼变的有核红细胞。

2. 骨髓象 增生明显活跃，以红系增生为主，粒系、红系均出现幼变。

3. 血清维生素 B_{12} 和叶酸测定（协助确诊）。

（四）治疗

1. 维生素 B_{12} 500～1000μg，肌注。

2. 叶酸 口服剂量为5mg，每日3次，连续数周至临床症状好转、血象恢复正常为止。同时口服维生素 C 有助于叶酸的吸收。

3. 有精神神经症状的以维生素 B_{12} 为主，单用叶酸可加重症状。

第四节 溶血性贫血

一、遗传性球形红细胞增多症

（一）病因和发病机制

大多数为常染色体显性遗传，少数为常染色体隐性遗传。

（二）临床表现

1. 贫血、脾大、黄疸三大特征。

2. 几乎所有患者均有脾肿大，随年龄增长显著，溶血危象时肿大明显。肝脏多轻度大。未脾切除年长儿可并发色素性胆石症，<10岁发生率5%。

3. 长期贫血可致骨骼改变，但程度较地中海贫血轻。偶见踝部溃疡。

（三）实验室检查

1. 外周血象　外周血涂片见胞体小、染色深、中心浅染区消失的球形红细胞增多，是本病特征，占红细胞数 0.2 ~ 0.4。

2. 红细胞渗透脆性试验　大多数病例红细胞渗透脆性增加，0.5% ~ 0.75% 盐水开始溶血，0.40% 完全溶血。24 小时孵育脆性试验则 100% 病例阳性。

（四）治疗

1. 一般治疗　防治感染。

2. 防治高胆红素血症

3. 输注红细胞

4. 脾切除　手术应5岁后进行，儿童期脾是重要的免疫器官。

二、地中海贫血

（一）临床表现

1. β地中海贫血

（1）重型，又称 Cooley 贫血。

①患儿出生时无症状，3 ~ 12 个月开始发病，呈慢性进行性贫血。

②面色苍白、肝脾大、发育不良、黄疸轻，症状随年龄增

长明显，并发支气管炎或肺炎。需每 4 周左右输红细胞以纠正严重贫血。

③长期中度以上贫血者，将导致骨骼变大、髓腔增宽。

④1 岁后颅骨改变明显，头颅变大、额部隆起、颧高、鼻梁塌陷，两眼距增宽。

⑤如不输红细胞纠正严重贫血，多于 5 岁前死亡。

（2）轻型：患者无症状或轻度贫血，脾不大或轻度大。

（3）中间型：多于幼童期出现症状，中度贫血，脾脏轻度或中度大，黄疸可有可无，骨骼改变较轻。

2. α 地中海贫血

（1）静止型：无症状，也可为正常血红蛋白量。

（2）轻型：患者无症状。红细胞形态有轻度改变。

（3）中间型，又称血红蛋白 H 病。

①出生时无明显症状；婴儿期后渐有贫血、疲乏无力、肝脾大、轻度黄疸。

②学龄期后可有重型 β 地中海贫血特殊面容。

③合并呼吸道感染或用氧化性、抗疟药物可诱发急性溶血加重贫血，甚至溶血危象。

（4）重型，又称 Hb Bart 胎儿水肿综合征。

①胎儿 30～40 周时流产、死胎或娩出后半小时内死亡。

②呈重度贫血、黄疸、水肿、肝脾大、腹腔积液、胸腔积液。

③胎盘巨大且质脆。

④外周血成熟红细胞形态改变，如重型 β 地中海贫血。

⑤有核红细胞和网织红细胞明显增高。

（二）治疗

1. 一般治疗　防治感染、避免劳累、补充叶酸。

2. 防治高胆红素血症　见于新生儿发病者。

3. 输注红细胞 轻者无需输注，重者或有溶血危象应输红细胞。再生障碍危象时除输红细胞外，必要时输血小板。

4. 脾切除 5 岁后进行，因过早切脾可降低机体的免疫功能。

5. 造血干细胞移植（异基因造血干细胞移植）

6. 基因活化治疗

第五节　出血性疾病

一、免疫性血小板减少症

免疫性血小板减少症（特发性血小板减少性紫癜），是小儿最常见的出血性疾病。

（一）临床表现

1. 常见于 1~5 岁小儿。发病前 1~3 周常有急性病毒感染史，如上呼吸道感染、流行性腮腺炎等。

2. 多数患儿发疹前无任何症状。以自发性皮肤和黏膜出血为突出表现，多为针尖大小的皮内或皮下出血点，或瘀斑和紫癜，分布不均匀，常以四肢为多。

3. 80%~90% 的患儿在发病后 1~6 个月内痊愈。

（二）实验室检查

1. 外周血象 血小板计数 $< 100 \times 10^9 /L$，出血轻重与血小板数目多少有关。

2. 骨髓象 新诊断的 ITP 和持续性 ITP 骨髓巨核细胞增多或正常；慢性 ITP 巨核细胞显增多，幼稚巨核浆细胞增多，核分叶减少，核浆发育不平衡。

3. 血小板抗体 主要是 PAIgG 增高。

（三）诊断和鉴别诊断

1. 新诊断的 ITP　确诊后 <3 个月。

2. 持续性 ITP　确诊后 3～12 个月。

3. 慢性 ITP　确诊后 >12 个月以上。

以上分型不适用于继发性 ITP。ASH 还界定，重型 ITP，患者发病时需紧急处理的出血症状或病程中新的出血症状必须应用提升血小板的药物治疗，包括增加原有药物的剂量。难治性 ITP，是指脾脏切除术后仍为重型 ITP 的患儿。

（四）治疗

1. 一般治疗　患儿无出血或轻微出血可不考虑血小板计数，严密观察。鼻出血持续 15 分钟或以上，根据出血状况选择治疗方法。

2. 糖皮质激素　常用泼尼松。每日 1.5～2mg/kg，分 3 次口服。出血严重者，冲击疗法。地塞米松每日 0.5～2mg/kg，或甲泼尼龙 20～30mg/（kg·d）静脉滴注，连用 3 天，症状缓解后改口服泼尼松。用药至血小板数回升至接近正常水平即可逐渐减量，疗程一般不超过 4 周。

3. 大剂量静脉免疫球蛋白　常用剂量 0.4～0.5g/kg，连续 5 天静滴。

4. 血小板输注

5. 脾切除　有效率约 70%，适用于病程超过 1 年，血小板持续 $<50 \times 10^9$/L，有较严重的出血症状，内科治疗效果不好者，手术宜在 6 岁以后进行。

6. 利妥昔单抗　主要用于治疗慢性 ITP 和难治性 ITP。

二、血友病

血友病是一组遗传性凝血功能障碍的出血性疾病，包括血友病 A（遗传性抗血友病球蛋白缺乏症）、血友病 B（遗传性 FIX 缺乏症）。共同特点是终生在轻微损伤后发生长时间出血。

（一）病因

血友病 A 和 B 是 X - 连锁隐性遗传，由女性传递，男性发病。因子Ⅷ、Ⅸ缺乏可使凝血过程第一阶段中的凝血活酶减少，引起血液凝固障碍，导致出血倾向。

（二）临床表现

多在 2 岁时发病。

1. 皮肤、黏膜出血　幼儿亦常见于头部碰撞后出血和血肿。

2. 关节积血　是血友病最常见的临床表现之一，多见于膝关节，分为三期。

（1）急性期：关节腔内及周围组织出血。

（2）关节炎期：因反复出血、血液不能完全吸收，刺激关节形成慢性炎症。

（3）后期：关节纤维化、强硬、畸形。

（4）膝关节反复出血，常引起膝屈曲、外翻，腓骨半脱位，形成特征性的血友病步态。

3. 肌肉出血和血肿　多见于用力的肌群。

4. 创伤或手术后出血　不同程度创伤、小手术，均可以引起严重出血。

5. 其他部位出血　鼻出血、咯血、黑便、血便和血尿，可发生颅内出血，是最常见致死原因之一。

（三）实验室检查

1. 过筛实验　活化部分凝血活酶时间延长。

2. 确诊实验　因子Ⅷ或因子Ⅸ促凝活性减少或极少，有助于判断血友病的类型、病情的轻重以及指导治疗。

3. 基因诊断 可用基因探针、DNA 印迹技术、限制性内切酶片段长度多态性等。

4. 抑制物检测

(四)治疗

1. 预防出血 避免使用非甾体抗炎药和阿司匹林，尽量避免肌内注射。

2. RICE 原则 对表面创伤、鼻或口腔出血可局部压迫止血，早期关节出血者应卧床休息，局部冷敷。

3. 替代疗法 凝血因子替代治疗是最有效止血和预防出血措施。

4. 辅助药物治疗 1－脱氧－8－精氨酸加压有提高血浆内因子Ⅷ活性和抗利尿作用，治疗轻型血友病 A 患者，可减轻其出血症状。

5. 外科治疗

6. 物理治疗和康复训练 可促进肌肉和关节积血吸收、消肿、减轻疼痛，维持和改善关节活动范围。

7. 基因治疗

三、弥散性血管内凝血

弥散性血管内凝血是多种病因引起的，发生于多种疾病过程中的一种获得性出血综合征。主要特征：形成广泛的微血栓。有广泛性出血、循环障碍、栓塞和溶血等临床表现。

(一)病因和发病机制

1. 病因 各种感染、组织损伤、新生儿疾病、恶性肿瘤、免疫性疾病、巨大血管瘤和动脉瘤等。

2. 发病机制 血管内皮细胞损伤在内毒素致 DIC 的过程发挥关键作用。基本病理过程包括凝血系统被激活、纤维蛋白溶解亢进。

（二）临床表现

1. 出血　最常见，常为首发症状。

2. 休克　一过性或持久性血压下降。幼婴常表现为面色青灰或苍白，黏膜青紫。

3. 栓塞　临床表现随受累器官及其受累程度的不同而异。

4. 溶血　急性溶血表现为发热、黄疸、苍白、乏力、腰酸背痛。

（三）实验室检查

1. 反映消耗性凝血障碍的检查

（1）血小板计数减少：常降至 $100 \times 10^9/L$ 以下。

（2）出血时间和凝血时间延长，但在高凝状态出血时间可缩短。

（3）凝血酶原时间（PT）延长，超过正常对照 3 秒以上有意义。

（4）纤维蛋白原减少：低于 1.6g/L 有意义。

（5）活化部分凝血酶原时间（APTT）延长：比正常对照延长 10 秒才有临床意义。

（6）抗凝血酶Ⅲ测定：DIC 早期血浆中 AT－Ⅲ明显减少。

（7）因子Ⅷ测定：DIC 时Ⅷ：C 减少。

2. 反映纤维蛋白形成和纤维蛋白溶解亢进的检查

（1）3P 试验阳性。

（2）优球蛋白溶解时间：DIC 纤溶亢进时缩短，常 <70 分钟。

（3）FDP 含量测定：超过 20mg/L 提示纤溶亢进，但不能作为诊断 DIC 的指标。

（四）治疗

1. 治疗原发病　积极治疗原发病及去除诱发因素是终止 DIC 病理过程的重要措施。

2. 改善微循环　低分子右旋糖酐可以改善微循环，防止或减少血栓形成。

3. 纠正酸中毒

4. 应用血管活性药物

5. 抗凝治疗　目的在于阻断或减缓血管内凝血过程的发展。

（1）抗血小板凝集药物：阿司匹林，双嘧达莫。

（2）肝素的应用。应用指征：处于高凝状态者；有明显栓塞症状者；消耗性凝血期表现为凝血因子、血小板、纤维蛋白原进行性下降，出血逐渐加重、血压下降或休克者；准备补充凝血因子（如输血、血浆等）或应用纤溶抑制药物而未能确定促凝物质是否仍发生作用时，可先应用肝素。

6. 抗凝血因子的作用

7. 补充疗法

8. 抗纤溶药物

第六节　急性白血病

白血病是造血组织中某一血细胞系统过度增生，浸润到各组织和器官，从而引起一系列临床表现的恶性血液病，是我国最常见的小儿恶性肿瘤。

一、发病机制

1. 原癌基因的转化。

2. 抑癌基因畸变。

3. 细胞凋亡受抑。

4. "二次打击"学说。

二、分类和分型

1. 急性淋巴细胞白血病（ALL）

（1）形态学分型：L1 型以小细胞为主，最多见。L2 型以大细胞为主，核形不规则。L3 型以大细胞为主，核形规则。

（2）免疫学分型

①T 系急性淋巴细胞白血病（T - ALL），具有阳性的 T 淋巴细胞标志。

②B 系急性淋巴细胞白血病（B - ALL），占小儿 ALL 的 80% ~ 90% 。

③伴有髓系标志的 ALL，本型具有淋巴系的形态学特征，以淋巴系特异性抗原为主。

（3）细胞遗传性改变

①染色体数目异常。

②染色体核型异常。

（4）分子生物学改变

①免疫球蛋白重链基因重排。

②T 淋巴细胞受体基因片段重排。

③ALL 表达相关的融合基因。

（5）临床分型

①低危型急性淋巴细胞白血病。

②中危型急性淋巴细胞白血病。

③高危型急性淋巴细胞白血病。

2. 急性非淋巴细胞白血病（ANLL）

（1）形态学分型

①原粒细胞微分化型（M0）。

②原粒细胞白血病未分化型（M1）。

③原粒细胞白血病部分分化型（M2）。

④颗粒增多的早幼粒细胞白血病（M3）。

⑤粒 - 单核细胞白血病（M4）。

⑥单核细胞白血病（M5）。

⑦红白血病（M6）。

⑧急性巨核细胞白血病（M7）。

（2）免疫学分型

（3）细胞遗传性改变

①染色体数目异常。

②常见的核型改变有 t（9；11）/MLL－AF9 融合基因等。

（4）临床分型：非高危和高危。

三、临床表现

1. 起病大多较急，早期面色苍白，精神不振，食欲低下，乏力等。

2. 发热　热型不定，白血病性发热，多为低热，抗生素治疗无效；感染，多为高热。

3. 贫血　出现较早。

4. 出血　皮肤黏膜出血多见，表现为紫癜、瘀斑、鼻出血、齿龈出现等。以 M3 型白血病出血最为显著。

5. 肝脾淋巴结肿大，骨和关节浸润，中枢神经系统浸润，睾丸浸润，绿色瘤等。

四、实验室检查

1. 外周血象　多为正细胞正血色素性贫血，网织红细胞大多较低，白细胞增高者约占 50% 以上。

2. 骨髓象　典型为该类型白血病的原始及幼稚细胞极度增生，幼红细胞和巨核细胞减少。

五、治疗

急性白血病的治疗：以化疗为主的综合疗法。

1. 支持疗法　防止感染，成分输血，集落刺激因子，高尿酸血症的防治。

2. 化疗

（1）诱导治疗：长春新碱，柔红霉素，泼尼松。

（2）巩固治疗：CAM 方案。

（3）预防髓外白血病

①三联鞘内注射法（IT）。

②大剂量甲氨蝶呤－四氢叶酸钙疗法。

③颅内放射治疗：大于 4 岁的 HR－ALL 患儿。

④早期强化治疗或再诱导治疗。

⑤维持治疗和加强治疗。

⑥中枢神经系统白血病的治疗：照常进行诱导治疗，同时三联鞘内注射。

⑦睾丸白血病治疗：先诱导治疗，然后放射治疗。

3. 急性非淋巴细胞白血病的治疗

（1）诱导治疗：除 M3 外，常用方案为 DA 方案、DEA 方案。

（2）M3 者，全反式维 A 酸（ATRA）25～30mg/（$m^2 \cdot d$），于第 1～60 天，口服；DNR 40mg/（$m^2 \cdot d$），8～10 天，静脉滴注 30 分钟；Ara－C 100mg/（$m^2 \cdot d$），于第 8～14 天，分 2 次，每 12 小时静脉滴注 1 次，皮下注射。还可用 ATRA、三氧化二砷治疗。

4. 造血肝细胞移植 联合化疗是目前根治大多数 ALL 和部分 ANLL 的首选方法。

第七节 朗格汉斯细胞组织细胞增生症

一、临床表现

1. 皮疹。

2. 骨骼损害。

3. 呼吸道症状，常有咳嗽、气促、青紫，但肺部体征不明显。

4. 肝脾和淋巴结肿大。

5. 中枢神经系统受损，最常见的受累部位是垂体，可出现尿崩和生长发育障碍。

二、治疗

1. 单系统病变 手术刮除，甚至更少，低剂量的局部放疗（4～6Gy）就能达到治疗目的。不宜手术刮除的局部病灶，可病灶内局部注射糖皮质激素，甲泼尼龙每次 75～750mg。单纯骨损害者，可试用吲哚美辛。

2. 多系统 LCH 应进行系统性的联合化疗，以减少疾病的复发率以及改善长期预后。

第八节 噬血细胞性淋巴组织细胞增生症

噬血细胞性淋巴组织细胞增生症又称噬血细胞综合征，是由于多种致病因素导致机体免疫调节紊乱，巨噬细胞和 T 细胞过度增殖、活化和高细胞因子血症，引起全身炎症反应和多脏器功能损害的一组综合征。本病好发于婴儿和儿童，复发率和死亡率高。

小结速览

造血系统疾病 —— 营养性贫血

缺铁性贫血
- 病因：先天储备不足、摄入不足、吸收障碍、丢失过多、生长过快
- 表现：皮肤黏膜苍白、异食癖
- 治疗：补充铁剂

营养性巨幼细胞性贫血
- 表现：维生素 B_{12} 缺乏，儿童动作发育倒退、反应迟钝；叶酸缺乏，精神异常
- 治疗：维生素 B_{12}、叶酸

造血系统疾病
├─ 溶血性贫血
│   ├─ 遗传性球形红细胞增多症
│   │   ├─ 表现：贫血、脾大、黄疸
│   │   └─ 治疗：防治高胆红素血症、输注红细胞、脾切除
│   └─ 地中海贫血
│   ├─ 表现：贫血、黄疸、特殊面容
│   └─ 治疗：输血、脾切除、异基因干细胞移植
├─ 出血性疾病
│   ├─ 免疫性血小板减少症
│   │   ├─ 表现：常见 1~5 岁小儿，多为针尖大小的皮内或皮下出血点，或瘀斑和紫癜，以四肢为多
│   │   └─ 治疗：泼尼松、静脉丙种球蛋白、血小板输注、脾切除、利妥昔单抗
│   ├─ 血友病
│   │   ├─ 表现：关节积血等
│   │   └─ 治疗：局部压迫止血，冷敷、替代疗法
│   └─ 弥散性血管内凝血
│   ├─ 表现：出血、休克、栓塞、溶血
│   └─ 治疗：改善微循环、抗凝
└─ 急性白血病
    ├─ 表现：发热、贫血、皮肤黏膜出血、肝脾淋巴结肿大
    └─ 治疗：化疗为主

第十四章　神经肌肉系统疾病

- ● **重点**　癫痫的发作及处理；病毒性脑膜炎表现。
- ○ **难点**　重症肌无力、进行性营养不良的表现。
- ★ **考点**　惊厥的处理；急性细菌性脑膜炎的诊断；吉兰-巴雷综合征的表现。

第一节　神经系统疾病检查方法

一、神经系统体格检查

（一）一般检查

意识和精神行为状态	①判断意识有无障碍，分嗜睡、意识模糊、浅昏迷和深昏迷 ②注意有无烦躁不安、激惹、谵妄、迟钝、抑郁、幻觉及定向力障碍等
气味	苯丙酮尿症—鼠尿味；枫糖尿症—烧焦糖味；异戊酸血症—干酪味或汗脚味；蛋氨酸吸收不良症—干芹菜味；有机磷农药中毒—大蒜味
面容	①眼距宽、塌鼻梁见于 Down 综合征 ②舌大而厚见于黏多糖病、克汀病 ③耳大可见于脆性 X 染色体综合征

续表

皮肤	①面部血管纤维瘤,四肢、躯干皮肤色素脱失斑提示结节性硬化症 ②头面部红色血管瘤提示脑面血管瘤病 ③多处(>6处)"咖啡牛奶斑"提示神经纤维瘤病 ④皮肤条状、片状或大理石花纹状的黑褐色色素增生提示色素失调症 ⑤苯丙酸尿症患儿皮肤白皙,头发呈黄褐色
头颅	①舟状颅—矢状缝早闭,扁头畸形—冠状缝早闭,塔头畸形—各颅缝均早闭 ②头围过大注意脑积水、硬膜下血肿、巨脑症;过小注意脑发育停滞或脑萎缩 ③囟门过小或早闭见于头小畸形;晚闭或过大见于佝偻病、脑积水 ④前囟隆起有波动感提示颅内压增高,凹陷见于脱水
脊柱	①注意有无畸形、异常弯曲、强直、叩击痛、背部中线部位皮肤有无凹陷的小窝 ②伴异常毛发增生,见于隐性脊柱裂、皮样窦道或椎管内皮样囊肿

(二)脑神经检查

嗅神经	嗅神经损伤常见于先天性节细胞发育不良或额叶、颅底病变
视神经	①检查视觉、视力、视野和眼底 ②正常儿生后有视觉,小婴儿视觉用移动光或鲜艳物品检查 ③眼底检查对神经系统病诊断有重要意义,注意视乳头、视神经、视网膜有无异常

动眼、滑车、展神经	①经此三对脑神经支配眼球运动、瞳孔反射及眼睑 ②有无眼睑下垂、斜视、眼球震颤。眼球有无上、下、左、右方向运动受限 ③眼球运动受限，瞳孔括约肌功能正常，为眼外肌麻痹，否则为眼内肌麻痹 ④眼球运动神经损伤有周围性、核性、核间性、核上性 ⑤注意瞳孔的外形、大小、会聚和对光反射
三叉神经	①注意张口下颌有无偏斜，判断其运动支功能 ②看额面部皮肤对疼痛刺激反应，用棉絮触角膜，查角膜反射了解感觉支功能
面神经	①观察随意运动或表情运动时双侧面部是否对称 ②周围性麻痹，病侧不能皱额，眼睑不能闭合，鼻唇沟变浅，口角健侧歪斜 ③中枢性麻痹，病变对侧下部面肌麻痹（口歪、鼻唇沟变浅）上部面肌功能丧失
听神经与前庭神经	①观察儿童对突然响声或语声反应，了解有无听力损害 ②检查前庭功能可用旋转试验或冷水试验 ③正常儿童旋转中或冷水灌注后有眼球震颤，前庭神经病变时无眼球震颤
舌咽、迷走神经	①混合神经，常同时受累 ②损伤时吞咽困难、声音嘶哑、饮水返呛、咽反射消失，临床称真性延髓麻痹 ③其运动核受双侧皮质支配，单侧核上性病变时可无明显症状 ④双侧皮质脑干束损伤时有构音和吞咽障碍，咽反射存在，称假性延髓麻痹

续表

副神经	①检查胸锁乳突肌和斜方肌肌力、肌容积 ②病变时患侧肩部变低，耸肩、向对侧转头无力，肌肉有萎缩
舌下神经	麻痹时，伸舌偏向麻痹侧；周围性舌下神经麻痹，常伴舌肌萎缩和肌束震颤

（三）运动功能检查

肌容积	有无肌肉萎缩或假性肥大
肌张力	①指安静下肌肉紧张度 ②用手触肌肉判断静止时肌肉紧张度，或在肢体放松下做被动伸屈、旋前旋后、内收外展运动感觉其阻力来检查 ③小婴儿通过内收肌角、腘窝角、足跟碰耳试验、足背屈角、围巾征观察 ④肌张力增高多见上运动神经元性损害和锥体外系病变 ⑤下运动神经元或肌肉病时肌张力降低，肌肉松软，甚至关节可过伸
肌力	①指肌肉做主动收缩时力量 ②观察儿童力所能及的粗大和精细运动，判断各部位肌群的肌力
共济运动	看婴儿拿玩具动作是否准确，年长儿能完成指鼻、闭目难立、跟膝胫等
姿势与步态	①与肌力、肌张力、深感觉、小脑以及前庭功能有密切关系 ②常见异常步态：双下肢剪刀式或偏瘫性痉挛性步态；足间距增宽的小脑共济失调步态；高举腿、落足重的感觉性共济失调步态

续表

不自主运动	见于锥体外系病，常舞蹈样运动、扭转痉挛、手足徐动或抽动，情绪紧张或主动运动时加剧，睡后消失

（四）感觉功能检查

1. 浅感觉 包括痛觉、触觉和温度觉，痛觉正常可免去温度觉测试。

2. 深感觉 位置觉、音叉振动觉。

3. 皮质感觉 闭目测试两点辨别觉，或闭目用手辨别常用物体大小、形态或轻重。

（五）反射检查

1. 浅反射和腱反射，终身存在

（1）浅反射：腹壁反射1岁后才易引出，初反应呈弥散性，提睾到出生4~6个月后明显。

（2）腱反射

①新生儿期已可引出肱二头肌、膝和踝反射。

②反射减弱或消失提示神经、肌肉、神经肌肉接头处或小脑疾病。

③反射亢进和踝阵挛提示上运动神经元疾患。

④恒定一侧性反射缺失或亢进有定位意义。

2. 暂时性反射

（1）生后最初数月婴儿存在暂时性反射。

（2）应出现时间不出现，或该消失时间不消失，或两侧持续不对称都提示神经系统异常。

（3）常见的正常儿童暂时性反射。

反射	出现年龄	消失年龄
拥抱反射	初生	3~6个月
吸吮反射和觅食反射	初生	4~7个月
握持反射	初生	3~4个月
颈肢反射	2个月	6个月
迈步反射	初生	2个月
颈拨正反射	初生	6个月

（六）病理反射

1. 有 Babinski 征、Chaddock 征、Gordon 征和 Oppenheim 征，检查和判断方法同成人。

2. 正常 <18 个月以下婴儿可呈双侧 Babinski 征阳性，若不对称或 18 个月后阳性，提示锥体束损害。

（七）脑膜刺激征

包括颈强直、Kernig 征和 Brudzinski 征，检查和判定同成人。

二、神经系统辅助检查

（一）脑脊液检查

1. 腰椎穿刺取脑脊液检查，是诊断颅内感染和蛛网膜下隙出血重要依据。脑脊液可被用于多种项目检测，包括外观、压力、常规、生化和病原学检查。严重颅内压增高者，未有效降低颅内压前，腰椎穿刺有诱发脑疝危险，应谨慎。

2. 颅内常见感染性疾病的脑脊液改变特点。

疾病	压力 (kPa)	外观	潘氏 试验	白细胞 (9×10^6/L)	蛋白 (g/L)	糖 (mmol/L)	氯化物 (mmol/L)	查找病原
正常	0.69 ~ 1.96	清亮透明	-	0 ~ 10	0.2 ~ 0.4	2.8 ~ 4.5	117 ~ 127	
化脓性 脑膜炎	不同程度 增高	米汤样 混浊	+ ~ + + +	数百 ~ 数千, 多核为主	明显增高	明显降低	多数降低	涂片或培养 有致病菌
结核性 脑膜炎	增高	微浊, 毛玻璃样	+ ~ + + +	数十 ~ 数百, 淋巴为主	增高	降低	降低	涂片或培养有 抗酸杆菌
病毒性脑 膜炎	正常、 轻度增高	清亮	- ~ +	正常 ~ 数百, 淋巴为主	正常或 轻度增高	正常	正常	特异性抗体阳 性,病毒分离 阳性
隐球菌 脑膜炎	增高或 明显增高	微浊	+ ~ + + +	数十 ~ 数百, 淋巴为主	增高	降低	多数降低	涂片墨汁染色 可有隐球菌

295

（二）脑电图

1. 用于癫痫的诊断及鉴别诊断。

2. 用于脑功能障碍评估，如脑炎、脑病的辅助诊断及严重程度判断。

（三）肌电图及脑干诱发电位

1. 肌电图

（1）判断被测肌肉有无损害及损害性质（神经或肌源性）。

（2）神经传导速度，可了解被测周围神经有无损害、损害性质（髓鞘或轴索损害）和严重程度。

2. 诱发电位 包括脑干听觉诱发电位、视觉诱发电位、体感诱发电位。

（四）神经影像学检查

包括 CT、磁共振成像、数字减影血管造影。

第二节 癫 痫

癫痫是一种以具有持久性的产生癫痫发作的倾向为特征的慢性脑疾病。癫痫发作是指脑神经元异常过度、同步化放电活动所造成一过性临床症状和（或）体征，其表现取决于同步化放电神经元的放电部位、强度和扩散途径。癫痫发作不等同于癫痫，前者是一种症状，可见于癫痫患者，也可见于非癫痫的急性脑功能障碍，如病毒性脑炎、各种脑病的急性期等；而后者是一种以反复癫痫发作为主要表现的慢性脑功能障碍性疾病。

一、病因分类

癫痫的病因目前分为 6 类，遗传性结构性、感染性、免疫性、代谢性和病因未明。

1. 局灶性发作

（1）双侧强直、阵挛发作。

（2）伴或者不伴意识障碍。

（3）包括运动起始（阵挛或者强直发作）、非运动起始两组，临床上会出现局灶性运动起始的阵挛或者强直发作。

2. 全面性发作

（1）伴有意识障碍。

（2）包括运动性（如全面性强直、阵挛发作、全面性肌阵挛发作、全面性失张力发作）以及非运动性（失神发作）。

二、癫痫的发作特点

1. 局灶性发作 可分为意识清楚的局灶性发作和意识受损的局灶性发作。

2. 全面性发作

（1）强直－阵挛发作：开始全身骨骼肌伸肌或屈肌强直性收缩伴意识丧失、呼吸暂停、发绀，即强直期。继之全身反复、短促猛烈屈曲性抽动，即阵挛期。发作后昏睡，醒来过程有自动症、头痛、疲乏发作后状态。发作期 EEG，强直期全导 >10Hz 的快活动，继之出现电压低平及慢波。包括强直期、阵挛期及发作后状态。

（2）失张力发作：全身或躯体某部分的肌肉张力突然短暂性丧失而引起姿势的改变，表现为头下垂、肩或肢体突然下垂、屈髋屈膝或跌倒。

（3）肌阵挛发作：为突发的全身或部分骨骼肌触电样短暂收缩（0.2秒），常表现为突然点头、前倾或后仰，或两臂快速抬起，重者致跌倒，轻者感到患儿"抖"了一下。

（4）强直发作：全身肌肉强直性痉挛，头、眼、肢体固定在特殊部位。

（5）阵挛发作：仅有肢体、躯干或面部肌肉节律性抽动而无强直成分。

（6）失神发作：发作时突然停止正在进行的活动，意识丧失但不摔倒，两眼凝视，持续数秒钟后意识恢复，发作后不能回忆。过度换气往往可以诱发其发作。

三、常见儿童癫痫综合征

1. 伴中央颞区棘波的儿童良性癫痫

（1）儿童最常见癫痫综合征，占儿童时期癫痫15%～20%。

（2）常2～14岁发病，8～9岁高峰，男略多于女。

（3）多在睡后不久及睡醒前局灶性发作，多起始于口面部（唾液增多、喉头发声、口角抽动、意识清楚，但不能主动发声）。

（4）部分很快继发全面性强直－阵挛发作而意识丧失。

（5）预后良好，药物易控制，生长发育不受影响，多在12～16岁前停止发作。

2. 婴儿痉挛

（1）4～8个月为高峰。

（2）主要临床特征为频繁的痉挛发作，特异性高峰失律EEG，精神运动发育迟滞或倒退。

（3）痉挛多成串发作，发作形式为屈曲型、伸展型和混合型。

（4）该病属于难治性癫痫，预后不良，惊厥难以控制，80%～90%的患儿遗留智力和运动发育落后。

四、诊断

1. 确定癫痫发作及癫痫诊断。

2. 确定癫痫发作类型，脑电图检查（最重要）。

3. 确定癫痫及癫痫综合征类型。

4. 确定癫痫病因。

5. 确定功能障碍和共患病。

五、治疗

1. 病因治疗　特殊奶粉治疗苯丙酮尿症，癫痫外科手术切除局灶性皮层发育不良，免疫抑制剂治疗免疫性癫痫。

2. 药物治疗

（1）选合适时机开始抗癫痫药治疗。

（2）能诊断的，按照综合征选药原则选抗癫痫药，如不能诊断，按发作类型选药物。

（3）首选单药治疗，治疗困难者抗癫痫药联合治疗。

（4）药动学服药规则、不间断，用药剂量个体化。

（5）必要时监测血药浓度。

（6）替换药物应逐渐过渡。

（7）疗程长，需治疗 >2 年不发作，脑电图癫痫样放电基本消失，才能开始减药。

（8）减药，要求减停过程 >3～6 个月。

（9）定期随访，监测药物出现的不良反应。

3. 癫痫外科治疗

4. 其他疗法　如生酮饮食，免疫治疗。

第三节　惊　厥

一、病因

1. 感染性病因

（1）颅内感染：如由细菌、病毒、寄生虫、真菌引起的脑膜炎或脑炎。脑脊液检查对诊断和鉴别诊断有较大帮助。

（2）颅外感染：非颅内的全身性感染性疾病相关的，包括感染中毒性脑病（大多并发于脓毒症、重症肺炎、中毒性细菌性痢疾等严重细菌性感染疾病）、热性惊厥等。

2. 非感染性病因

（1）颅内疾病：包括颅脑损伤与出血、先天发育畸形、颅内占位性病变等。

（2）颅外疾病：包括缺氧缺血性脑损伤、代谢性疾病（水电解质紊乱、肝肾衰竭、Reye 综合征、遗传代谢性疾病等）、中毒等。

二、诊断

1. 病史　有发热者考虑中枢神经系统感染、中毒性脑病及热性惊厥。

2. 年龄

（1）新生儿期：产伤、先天颅脑畸形、低钙血症、脓毒症和化脓性脑膜炎、破伤风常见。

（2）1 个月～1 岁：围生期损伤后遗症、先天颅脑畸形、低钙血症、化脓性脑膜炎、婴儿痉挛多见，6 个月后热性惊厥增多。

（3）1～3 岁：热性惊厥、各种脑膜炎和脑炎、中毒性脑病、低血糖多见。

（4）学龄前期及学龄期：中毒性脑病、各种脑膜炎和脑炎、颅内肿瘤、颅脑外伤、各种中毒、高血压脑病、癫痫多见。

3. 季节　夏秋以乙型脑炎、中毒性细菌性痢疾多见；冬春以重症肺炎、流行性脑膜炎多见。

4. 体格检查　皮肤瘀点、局部感染灶、脑膜刺激征、颅内高压症、血压及眼底检查。

5. 实验室检查　血、尿、便常规，血生化、肝肾功能、脑脊液检查。

6. 特殊检查

（1）脑电图：对各类型癫痫有诊断意义，对脑病和脑炎诊断及病情判断有帮助。

（2）头颅影像学：CT、平片、脑血管造影，了解有无钙化点、脑血管病变和畸形。

（3）脑超声：适用前囟未闭婴儿颅内病变检测。

三、治疗

1. 一般处理　观察意识、瞳孔及生命体征变化，保持呼吸道通畅。

2. 止惊治疗　多数惊厥发作 5 分钟内自发缓解，>5 分钟及时给药物止惊。

（1）首选苯二氮䓬类药物，有静脉通道，应静脉注射地西泮，0.3~0.5（mg/kg）/次静注。

（2）苯巴比妥钠，肌注吸收慢，不适用于急救一线用药，可用静脉制剂。负荷量 10mg/kg，注射速度 <25mg/min。

（3）10% 水合氯醛，用于上述治疗无效时，剂量为 0.5ml/kg（50mg/kg），稀释至 3% 灌肠。

（4）苯妥英，用于惊厥持续状态。15~20mg/kg，溶于生理盐水静脉滴注，<1mg/（kg·min），24 小时后予维持量 5mg/（kg·d）。

3. 病因治疗　止惊治疗的同时应尽快明确惊厥的病因。

4. 对症治疗　高热者给予药物及物理方法降温，纠正水、电解质、代谢紊乱，存在颅内压增高予 20% 甘露醇等降低颅压；必要时予循环与呼吸支持。

第四节 急性细菌性脑膜炎

急性细菌性脑膜炎也称为化脓性脑膜炎，临床上简称化脑。冬春季好发，临床以急性发热、惊厥、意识障碍、颅内压增高和脑膜刺激征及脑脊液改变为特点。

一、致病菌

1. <3 个月婴儿 以革兰阴性杆菌（大肠杆菌、铜绿假单胞菌）和金黄色葡萄球菌多见。

2. 3 个月～3 岁婴幼儿 以流感嗜血杆菌、肺炎链球菌和脑膜炎双球菌多见。

3. 学龄前和学龄期儿童时期 以脑膜炎双球菌、肺炎链球菌、流感嗜血杆菌和金黄色葡萄球菌多见。

二、入侵途径

1. 血行播散 最常见，多数由上呼吸道入侵血流，新生儿的皮肤、胃肠道黏膜或脐部也常是感染的侵入门户。

2. 邻近组织感染 如中耳炎、乳突炎等扩散波及脑部。

3. 与颅腔存在直接通道 如颅骨骨折、神经外科手术、皮肤窦道或脑脊膜膨出，细菌可因此直接进入蛛网膜下隙。

三、病理

1. 在细菌毒素和多种炎症相关细胞因子作用下，形成以软脑膜、蛛网膜和表层脑组织为主的炎症反应。

2. 表现为广泛性血管充血、大量中性粒细胞浸润和纤维蛋白渗出，伴弥漫性血管源性和细胞毒性脑水肿。

四、临床表现

1. 感染中毒及急性脑功能障碍症状

（1）发热、烦躁和进行性加重意识障碍，随病情，渐从精神萎靡、嗜睡、昏睡昏迷到深度昏迷。

（2）30%有反复全身或局限性惊厥发作。

（3）脑膜炎双球菌感染常有瘀点、瘀斑和休克。

2. 颅内压增高表现　头痛、呕吐，婴儿有前囟饱满与张力增高、头围增大。合并脑疝时，有呼吸不规则、突然意识障碍加重及瞳孔不等大体征。

3. 脑膜刺激征

（1）颈项强直最常见，其他如 Kernig 征和 Brudzinski 征阳性。

（2）年龄 <3 个月幼婴和新生儿化脓性脑膜炎表现多不典型，主要差异在以下内容。

①体温可高可低或不发热，甚至体温不升。

②颅内压增高表现不明显，幼婴不会诉头痛，仅有吐奶、尖叫或颅缝分离。

③症状不典型、不明显，如见面部、肢体轻微抽搐，发作性眨眼、呼吸不规则、屏气等各种不易发现及确定的发作。

五、实验室检查

1. 脑脊液检查（确诊本病的重要依据）。

2. 其他

（1）血培养。

（2）皮肤瘀点、瘀斑涂片，是发现脑膜炎双球菌重要而简便的方法。

（3）外周血象示白细胞多增高，中性粒细胞为主。感染严重或不规则治疗者，可有减少。

六、并发症和后遗症

包括硬脑膜下积液、脑室管膜炎、脑积水、抗利尿激素异常分泌综合征及各种神经性功能障碍（如神经性耳聋、智力障碍、行为异常）。

七、鉴别诊断

1. 病毒性脑膜炎　临床表现与化脓性脑膜炎相似，感染中毒及神经系统症状均较化脓性脑膜炎轻，病程多不超过 2 周。

2. 结核性脑膜炎　需与不规则治疗的化脓性脑膜炎鉴别。

3. 隐球菌性脑膜炎　临床和脑脊液改变与结核性脑膜炎相似，病情更慢，头痛等颅压增高表现更持续严重。

4. 其他　还需与脑脓肿、热性惊厥、颅内出血、肿瘤性脑膜炎鉴别。

八、治疗

1. 抗生素治疗　选用对病原菌敏感、疗效高、副作用小、透过血脑屏障的药物。

（1）脑膜炎球菌，青霉素首选，青霉素 20 万 ~40 万 U/(kg·d)。

（2）少数耐青霉素者需选用上述第三代头孢菌素。

（3）流感嗜血杆菌，对敏感菌株可用氨苄西林。

（4）B 族链球菌，青霉素或氨苄西林联合 1 种三代头孢菌素，疗程 14 ~21 天。

（5）革兰阴性肠道菌，氨苄西林联合广谱头孢。

2. 肾上腺皮质激素　地塞米松 0.2 ~0.6mg/(kg·d)，分 4 次静脉注射，连用 2 ~3 天。

3. 并发症治疗

（1）硬膜下积液：积液量大有明显颅内高压，需穿刺放液，每次不超过 15ml。

（2）脑室管膜炎：侧脑室穿刺、引流，缓解症状。

（3）脑积水：主要依赖手术治疗，包括正中孔粘连松懈、导水管扩张和脑脊液分流术。

4. 对症和支持治疗　监测生命体征，及时处理高热、惊厥及电解质紊乱。

第五节　病毒性脑炎

病毒性脑炎是指由多种病毒引起的颅内急性炎症。若病变主要累及脑膜，临床表现为病毒性脑膜炎；若病变主要影响大脑实质，则以病毒性脑炎为临床特征；若脑膜和脑实质同时受累，此时称为病毒性脑膜脑炎。

一、病因

80% 为肠道病毒。

二、病理

1. 脑膜和脑实质广泛性充血、水肿，伴淋巴细胞和浆细胞浸润。可见炎症细胞在小血管周围呈袖套样分布，血管周围组织神经细胞变性、坏死和髓鞘崩解。

2. 单纯疱疹病毒常引起颞叶为主的脑部病变。

三、临床表现

1. 病毒性脑膜脑炎　急性起病，发热、恶心、呕吐、软弱、嗜睡；病程多在 1~2 周内。

2. 病毒性脑炎

（1）多数患儿因弥漫性大脑病变而主要表现为发热、反复惊厥发作、不同程度的意识障碍和颅内压增高症状。

（2）病变主要累及额叶皮质运动区，临床则以反复惊厥发作为主要表现，伴或不伴发热。

（3）若累及额叶底部、颞叶边缘系统、颞叶边缘系统，则主要表现为精神情绪异常。

四、辅助检查

1. 脑电图　弥漫性或局限性异常慢波背景活动为特征。

2. 脑脊液检查　外观清亮，压力正常或增加。

3. 病毒学检查　部分患儿脑脊液病毒培养及特异性抗体检测阳性。

4. 神经影像学检查　MRI 更有优势。

五、治疗

1. 密切观察病情，加强护理，营养充分，维持水电解质平衡。

2. 控制脑水肿和颅内高压，限制液体入量；静脉注射脱水剂，甘露醇每次 0.25～0.5g/kg，4～6 次/日。

3. 控制惊厥发作，给止惊剂（地西泮、苯巴比妥、左乙拉西坦），治疗无效给肌肉松弛剂。

4. 呼吸道、心血管功能监护与支持。

5. 抗病毒药物。病原尚未明确病毒性脑炎首选阿昔洛韦；单纯疱疹病毒脑炎是最严重病毒性脑炎，用阿昔洛韦每次 5～10（mg/kg），8 小时/次；巨细胞包涵体病毒脑炎，用更昔洛韦每次 5mg/kg，12 小时/次。用 10～14 天，静脉滴注给药。

第六节 脑性瘫痪

一、临床表现

1. 基本表现 运动发育落后和瘫痪肢体运动障碍、肌张力异常、姿势异常和反射异常。

2. 伴随症状和疾病 如智力障碍、癫痫、语言功能障碍等。

二、诊断

病史 + 神经系统检查。

三、治疗

1. 原则

（1）早发现、早治疗。

（2）促进正常运动发育，抑制异常运动和姿势。

（3）采取综合治疗手段。

（4）医师指导和家庭训练相结合，以保证患儿得到持之以恒的正确治疗。

2. 措施

（1）功能训练。

（2）矫形器的应用。

（3）手术治疗。

第七节 吉兰－巴雷综合征

吉兰－巴雷综合征，又称为急性感染性多发性神经根神经炎，是以肢体对称性弛缓性瘫痪为主要临床特征的自身免疫性疾病。

一、病因

1. 感染因素　2/3 患者病前 6 周内有明确前驱感染，病原体有空肠弯曲菌、巨细胞病毒、EB 病毒、带状疱疹病毒。

2. 疫苗接种

3. 免疫遗传因素

二、临床表现

我国患儿常以空肠弯曲菌为前驱感染。

1. 运动障碍（本病主要临床表现）

（1）下肢弛缓性瘫痪（本病基本特征），可能在数天或数周内由下肢向上发展。

（2）两侧基本对称，以肢体近端或远端为主，或近端、远端同时受累。

2. 感觉障碍　轻，少有感觉缺失，神经根痛和皮肤感觉过敏，颈项强直，Kernig 征阳性。

3. 自主神经功能障碍　多汗、短期尿潴留、心律失常或血压波动。

三、辅助检查

1. 脑脊液检查　80% ~90% 脑脊液中蛋白增高，白细胞计数和其他正常为本病特征的蛋白 - 细胞分离现象，要病后第 2 周才有。

2. 神经传导功能测试

3. 脊髓磁共振

四、鉴别诊断

1. 肠道病毒引起的急性弛缓性瘫痪　根据其肢体瘫痪不对称，脑脊液中可有白细胞增多，周围神经传导功能正常，以及急性期粪便病毒分离阳性，容易鉴别。

2. 急性横贯性脊髓炎　锥体束休克期表现为四肢弛缓性瘫痪，需与吉兰－巴雷综合征鉴别，但急性横贯性脊髓炎有尿潴留等持续括约肌功能障碍和感觉障碍平面，而且急性期周围神经传导功能正常。

3. 其他　包括双侧性脑卒中、急性小脑性共济失调、后颅窝肿瘤、脊髓压迫症、脊髓前角动脉综合征、中毒性或药物性周围神经病、肉毒中毒、重症肌无力、肌炎和多发性肌炎、代谢性肌病、周期性瘫痪等。

五、治疗

1. 护理

（1）保持呼吸道通畅，勤翻身，防止坠积性肺炎或压疮。

（2）吞咽困难者要鼻饲，防吸入性肺炎。

（3）保证足量水分、热量和电解质供应。

（4）补充 B 族维生素、ATP、辅酶 A、胞磷胆碱及神经生长因子，促进神经修复。

（5）尽早对瘫痪肌群进行康复训练，防止肌肉萎缩，促进恢复。

2. 呼吸肌麻痹的抢救　呼吸肌麻痹是本病死亡的主要原因。

3. 静脉注射免疫球蛋白　早期静脉注射大剂量免疫球蛋白。

4. 康复治疗

第八节 重症肌无力

重症肌无力（MG）是一种获得性自身免疫性神经肌肉接头疾病，主要由抗乙酰胆碱受体抗体介导。临床上无力性运动障碍典型表现为"晨轻暮重"，即无力症状在睡眠或长时间休息后缓解，活动后加重。

一、临床表现

1. 儿童期

（1）眼肌型

①最多见。单纯眼外肌受累，多数一侧或双侧眼睑下垂，晨轻，起床后、反复用力睁闭眼动作也使症状更明显。

②部分有眼球外展、内收或上、下运动障碍，引起复视或斜视，瞳孔对光反射正常。

（2）脑干型：Ⅸ、Ⅹ、Ⅻ对脑神经支配的咽喉肌群受累。突出症状是吞咽或构音困难、声音嘶哑等。

（3）全身型

①运动后四肢肌肉疲劳无力，严重者卧床难起，呼吸肌无力时危及生命。

②少数患儿兼上述 2～3 种类型，或由 1 种逐渐发展为混合型。

③呼吸道感染常使病情加重，儿科重症肌无力很少与胸腺瘤并存。

④本病可伴免疫性疾病（类风湿性关节炎）、非免疫性疾病（癫痫），2% 有家族史。

2. 新生儿期

（1）暂时性：因很少表现眼肌症状易被误诊。数天或数周后肌力恢复。

（2）先天性：患儿出生后全身肌无力和眼外肌受累，症状持续。

二、诊断

1. 药物诊断性试验 临床表现支持本病时，依酚氯铵或新斯的明药物试验有助诊断确立。

2. 肌电图检查 表现为重复电刺激中反应电位波幅快速降低，对本病诊断较有特异性。

3. 血清抗 ACh–R 抗体检查 阳性有诊断价值。

4. 胸部 CT 检查 可明显提高胸腺肿瘤的检出率。

三、鉴别诊断

1. 眼肌型及脑干型 需与线粒体脑肌病及脑干病变（炎症、肿瘤）相鉴别。前者需做肌活检，后者头颅影像学检查是重要的诊断依据。

2. 全身型 需与吉兰–巴雷综合征及其亚型 Fisher 综合征鉴别。

（1）吉兰–巴雷综合征具有急性弛缓性对称性肢体麻痹的特点，但眼外肌受累很少见，脑脊液检查多有蛋白–细胞分离现象，肌电图示神经源性受损。

（2）Fisher 综合征诊断主要依据眼外肌麻痹、共济失调及腱反射消失等特点。

3. 少见病 如急性多发性肌炎、肉毒杆菌食物中毒、周期性瘫痪等鉴别。

四、治疗

1. 胆碱酯酶抑制剂 溴吡斯的明为首选，新生儿口服 5mg/

次，婴幼儿 10 ~ 15mg/次，年长儿 20 ~ 30mg/次，最大不超过 60mg，3 ~ 4 次/日。

2. 糖皮质激素 各种重症肌无力免疫治疗的一线首选药，首选泼尼松，1 ~ 2mg/（kg·d）。

3. 免疫抑制剂 硫唑嘌呤、环孢素 A、霉酚酸酯、他克莫司、环磷酰胺、甲氨蝶呤。

4. 胸腺切除术 MG 合并胸腺瘤者，AchR – Ab 阴性可考虑胸腺切除术。

5. 大剂量静脉注射免疫球蛋白和血浆交换疗法 主要用于重症全身型 MG 患者或 MG 危象的抢救。

6. 肌无力危象的识别与抢救

（1）肌无力危象：注射新斯的明可迅速改善症状。

（2）胆碱能危象：面色苍白、腹泻、呕吐、高血压、心动过缓、瞳孔缩小。

7. 避免/慎用药物 奎宁、氨基糖苷类、大环内酯类及氟喹诺酮类抗生素、普鲁卡因胺等麻醉药品、普萘洛尔、β 受体阻断药、青霉胺、肉毒杆菌毒素、他汀类、碘化放射对比剂等可引起呼吸肌麻痹，应避免或者谨慎使用。

第九节　进行性肌营养不良

是一组遗传性肌肉变性疾病，临床特点为进行性加重的对称性肌无力和肌萎缩，最终完全丧失运动功能。

一、病因和发病机制

假肥大型肌营养不良是因染色体 Xp21 上编码抗肌萎缩蛋白基因突变所致，属 X 连锁隐性遗传性疾病，一般男性患病，女性携带突变基因。

二、病理

显微镜下见肌纤维轻重不等的广泛变性坏死，间有深染的新生肌纤维。束内纤维组织增生或脂肪充填，并见针对坏死肌纤维的反应性灶性单核细胞浸润。

三、临床表现

1. 进行性肌无力和运动功能倒退　患儿出生时或婴儿早期运动发育基本正常，少数有轻度运动发育延迟，或独立行走后步态不稳，易跌倒。3 岁后症状开始明显，骨盆带肌无力日益严重，行走如鸭步态，跌倒频繁，不能上楼跳跃。肩带和全身肌力随之进行性减退，10 岁后丧失独立行走能力，20 岁前咽喉肌肉和呼吸肌无力，声音低微，吞咽和呼吸困难，很易发生吸入性肺炎等继发感染死亡。BMD 症状较轻，可能存活至 40 岁后。

2. Gower 征　3 岁后患儿即不能从仰卧位直接站起。

3. 假性肌肥大和广泛肌萎缩　早期即有骨盆带和大腿部肌肉进行性萎缩，但腓肠肌因脂肪和胶原组织增生而假性肥大，与其他部位肌萎缩对比鲜明。当肩带肌肉萎缩后，举臂时肩胛骨内侧远离胸壁，形成"翼状肩胛"，自腋下抬举患儿躯体时，患儿两臂向上，有从检查者手中滑脱之势，称为"游离肩"。脊柱肌肉萎缩可导致脊柱弯曲畸形。疾病后期发生肌肉挛缩，引起膝、腕关节或上臂屈曲畸形。

4. 其他　多数患儿有心肌病，甚至心衰，其严重度与骨骼肌无力不一致，心搏骤停造成猝死多见于 BMD 患者。IQ 平均为 83，与肌无力严重度也不平行。BMD 患者易恶性高热，在全身麻醉时应予以重视。

四、治疗

1. 无特异治疗。

2. 最有效的药物是泼尼松 0.75mg/（kg·d），用药 10 天后见肌力进步，用药后 3 个月达高峰，剂量维持在 0.5 ~ 0.6mg/（kg·d）。

小结速览

神经肌肉系统疾病

- 癫痫
  - 发作特点：局灶性发作、全面性发作（意识丧失、全身对称性抽搐）
  - 治疗：病因治疗、药物治疗、癫痫外科治疗等
- 惊厥
  - 诊断：病史、年龄、发病季节、查体和辅助检查等
  - 治疗：一般处理、止惊、病因及对症治疗
- 急性细菌性脑膜炎
  - 表现：进行性加重意识障碍、颅内增高表现及脑膜刺激征
  - 治疗：抗生素、肾上腺皮质激素、并发症及对症和支持治疗
- 病毒性脑炎
  - 表现：发热、反复惊厥发作、不同程度的意识障碍和颅内压增高症状
  - 治疗：密切观察病情、控制脑水肿和颅内高压及抗病毒药物治疗等
- 吉兰－巴雷综合征
  - 表现：运动障碍、感觉障碍及自主神经功能障碍
  - 治疗：护理、对呼吸肌麻痹的抢救、静脉注射免疫球蛋白及康复治疗

神经肌肉系统疾病

重症肌无力
- 表现：单纯眼外肌受累、吞咽或构音困难等
- 治疗：首选溴吡斯的明、糖皮质激素等治疗

进行性肌营养不良
- 表现：进行性肌无力和运动功能倒退、Gower 征、假性肌肥大和广泛肌萎缩等
- 治疗：无特异治疗，最有效的药物是泼尼松

第十五章　内分泌疾病

> ● **重点**　生长激素缺乏症、糖尿病的表现及治疗。
> ○ **难点**　中枢性尿崩症的治疗。
> ★ **考点**　甲低的表现及诊治。

第一节　儿童内分泌系统概述

一、垂体

1. 位于蝶鞍垂体窝，分腺垂体和神经垂体两部分，主要分泌生长激素（GH）、促甲状腺激素（TSH）、促肾上腺皮质激素（ACTH）、促卵泡生成素（FSH）、促黄体生成素（LH）。

2. 中间部和神经垂体合称垂体后叶，主要贮存和释放下丘脑分泌的抗利尿激素（ADH）及催产素。

二、甲状腺

1. 位于颈部气管前下方，分左右两叶、峡部，腺体后有甲状旁腺及喉返神经。

2. 主要功能是合成与分泌甲状腺素，调节机体基础代谢及生长发育。

三、甲状旁腺

1. 共4个，位于甲状腺两叶上下极，自胚胎15周开始由第

三、四对咽囊背侧上皮细胞发育形成。

2. 其分泌的甲状旁腺素和甲状腺滤泡旁细胞分泌的降钙素在钙磷平衡及骨骼代谢中起重要作用。

四、肾上腺

1. 位于腹膜后脊柱两侧肾脏上端，左侧肾上腺呈半月形，右侧多呈三角形。

2. 肾上腺皮质激素主要分类：束状带合成的糖皮质激素、球状带合成盐皮质激素及束状带和网状带合成的性激素。

3. 肾上腺髓质中的嗜铬细胞主要合成和储存儿茶酚胺类激素。

五、胰岛

为胰腺内分泌部，主要由 α、β、δ 与 PP 四种类型细胞构成。

1. α 细胞　占 20%，分布于胰岛周边，合成分泌胰高血糖素。

2. β 细胞　为胰岛主要细胞，占 75%，位于中央部，合成分泌胰岛素。

3. δ 细胞　占 5%，在胰岛周边，分泌生长抑素。

4. PP 细胞　数量极少，可分泌胰多肽。

六、性腺

1. 胚胎早期位于后腹壁上部，随胚胎长大，性腺下降。

2. 胚胎 3 个月时，女性卵巢停留于骨盆下方，而男性睾丸则继续下降，7～8 个月时至阴囊。

3. 睾丸在生后 3～5 个月未能降至阴囊，称为隐睾症。

第二节 生长激素缺乏症

生长激素缺乏症是由于腺垂体合成和分泌生长激素部分或完全缺乏，或由于 GH 分子结构异常等所致的生长发育障碍性疾病。

一、生长激素（GH）的合成、分泌和功能

1. 人生长激素的释放受下丘脑分泌的生长激素释放激素（GHRH）和生长激素释放抑制激素（GHIH）的调节。

2. GH 的自然分泌呈脉冲式，儿童期每日 GH 分泌量超过成人，在青春发育期更明显。

3. GH 基本功能是促进生长，也是体内多种物质代谢的重要调节因子。主要生物学效应是促生长效应、促代谢效应。

二、临床表现

1. 多见于男孩。

2. 患儿出生时身长和体重均正常，1 岁后生长速度减慢，身高落后比体重低下更显著，智力发育正常。身材各部比例匀称，骨骼发育落后，骨龄落后于实际年龄 2 岁以上。

三、实验室检查

1. 生长激素刺激试验，GHD 诊断依靠 GH 测定。

（1）若任意血 GH 水平明显高于正常（ >10μg/L），可排除 GHD。

（2）GH 峰值 <10μg/L，为分泌功能不正常。

（3）GH 峰值 <5μg/L，为 GH 完全缺乏。

（4）GH 峰值 5 ~ 10μg/L，为 GH 部分缺乏。

（5）因 GH 刺激试验有局限性，须 >2 种药物刺激试验结果都不正常时，可确诊 GHD。

2. 胰岛素样生长因子和 IGFBP-3 测定。

3. X 线检查：评定骨龄，GHD 者骨龄落后于实际年龄 ≥2 岁。

4. MRI 检查：已诊为 GHD 患儿，需选择头颅 MRI 检查，了解下丘脑-垂体有无器质性病变，尤对肿瘤有重要意义。

5. 其他内分泌检查：根据临床表现可选测 TSH、T_4 或促甲状腺素释放激素刺激试验和促黄体生成素释放激素刺激试验，判断下丘脑-垂体-甲状腺轴和性腺轴功能。

6. 染色体检查。

7. 基因检测。

四、诊断

主要依据包括：

（1）匀称性身材矮小，身高落后于同年龄、同性别正常儿童生长曲线的第 3 百分位数以下（或低于平均数减两个标准差）。

（2）生长缓慢，年生长速率 <5cm。

（3）骨龄落后于实际年龄 2 岁或 2 岁以上。

（4）两种药物激发试验结果均示 GH 峰值低下（<10μg/L）。

（5）智能正常。

（6）排除其他影响生长的疾病。

五、治疗

1. 生长激素，多用 0.1U/kg，临睡前皮注一次，每周 6~7 次，至骨骺愈合为止。

2. 治疗过程可能出现甲状腺功能减退，须监测甲状腺功能。

3. 伴性腺轴功能障碍生长激素缺乏症者,骨龄达 12 岁可用性激素。

第三节　中枢性尿崩症

一、临床表现

烦渴、多饮、多尿为主要症状。

二、实验室检查

1. 尿液检查　每日尿量可达 4～10L,色淡,尿比重低于 1.005,尿渗透压可＜200mmol/L,尿蛋白、尿糖及有形成分均为阴性。

2. 血生化检查　血渗透压正常或偏高。

渗透压 =2×（血钠 + 血钾）+ 血糖 + 血尿素氮

计算单位均用 mmol/L。

3. 禁水试验　尿崩症患者持续排出低渗尿,血清钠和血渗透压分别上升超过 145mmol/L 和 295mmol/L,体重下降 3%～5%。

4. 加压素试验　禁水试验结束后,皮下注射垂体后叶素 5U（或精氨酸加压素 0.1U/kg）,然后 2 小时内多次留尿,测渗透压。如尿渗透压峰值上升超过给药前的 50%,则为完全性中枢性尿崩症;在 9%～50% 者为部分性尿崩症;小于 9% 为肾性尿崩症。

5. 血浆 AVP 测定

6. 影像学检查

三、治疗

1. 病因治疗

2. 药物治疗　1 – 脱氨 – 8 – D – 精氨酸加压素、鞣酸加压素。

第四节　性　早　熟

性早熟是指女孩 8 岁、男孩 9 岁以前呈现第二性征。

一、病因与分类

1. 性早熟按下丘脑 – 垂体 – 性腺轴功能是否提前分 2 类，中枢性性早熟和外周性性早熟。

2. 不完全性性早熟的变异，包括单纯乳房早发育、单纯阴毛早现和单纯早初潮等。

3. 中枢性性早熟（真性性早熟）

（1）分类：特发性性早熟（体质性性早熟）及继发性性早熟。

（2）继发性包括

①肿瘤或占位病变。

②中枢神经系统感染。

③获得性损伤。

④先天发育异常。

4. 外周性（假性性早熟）　多见误服含雌激素药物、食物或接触含雌激素化妆品，包括性腺肿瘤、肾上腺疾病、外源性、McCune – Albright 综合征。

5. 部分性性早熟　单纯乳房早发育、单纯阴毛早现、单纯早初潮等。

二、临床表现

1. 女孩多见，女孩特发性性早熟为男孩 9 倍，男孩性早熟中枢神经系统异常发生率高。

2. 中枢性特征为提前出现性征发育与正常青春期发育顺序相似，表现差异较大。

3. 性发育过程中，男、女孩有身高和体重过快增长和骨骼成熟加速。

4. 骨骺融合过早，成年后身材较矮小。

5. 男孩睾丸增大提示中枢性，若未见增大，但男性化进行性发展，提示外周性性早熟。

6. 颅内肿瘤所致性早熟患儿在病程早期常仅有性早熟表现，后期见颅压增高、视野缺损。

三、实验室检查

1. GnRH 刺激试验

2. 骨龄测定　根据 X 线片评定骨龄，患儿骨龄超过实际年龄。

3. B 超检查

（1）若盆腔 B 超显示卵巢内见 >4 个直径 ≥4mm 卵泡，提示青春期发育。

（2）若有单个直径 >9mm 卵泡，则多为囊肿。

（3）若卵巢不大而子宫长度 >3.5cm 见内膜增厚多为外源性雌激素作用。

4. CT 或 MRI 检查　怀疑颅内肿瘤或肾上腺疾病所致者。

5. 其他　怀疑甲状腺功能低下可测 T_3、T_4、TSH。

四、治疗

1. 中枢性治疗目的

（1）抑制或减慢性发育进程。

（2）抑制骨骼成熟。

（3）预防与性早熟相关的社会心理问题。

2. 病因治疗

（1）肿瘤引起者应手术切除或进行化疗、放疗。

（2）甲状腺功能低下所致者予甲状腺制剂纠正甲状腺功能。

（3）先天性肾上腺皮质增生症可用肾上腺皮质激素治疗。

3. 药物治疗　促性腺激素释放激素类似物（曲普瑞林、亮丙瑞林），国内推荐量 $80 \sim 100\mu g/kg$，或每次 3.75mg，每 4 周肌内注射 1 次。

第五节　先天性甲状腺功能减退症

一、概述

简称甲低，是由于甲状腺激素合成不足或其受体缺陷造成的一种疾病。

1. 按病变涉及的位置分类

（1）原发性甲低，是由于甲状腺本身疾病所致。

（2）继发性甲低，其病变位于垂体或下丘脑，又称为中枢性甲低，多数与其他下丘脑 - 垂体轴功能缺陷同时存在。

2. 根据病因分类

（1）散发性：系先天性甲状腺发育不良、异位或甲状腺激素合成途径中酶缺陷所造成。

（2）地方性：多见于甲状腺肿流行的山区，是由于该地区水、土和食物中碘缺乏所致，随着我国碘化食盐的广泛应用，其发病率明显下降。

二、病因

（一）散发性先天性甲低

1. 甲状腺不发育、发育不全或异位　是造成先天性甲低最主要的原因，约占 90%。

（1）多见女孩。

（2）1/3 病例为甲状腺完全缺如。

（3）其余为发育不全或在下移过程中停留在异常部位形成异位甲状腺，部分或完全丧失其功能。

2. 甲状腺激素合成障碍　是致甲低的第二位常见原因。亦称家族性甲状腺激素生成障碍。

（1）多见于甲状腺激素合成和分泌过程中酶（过氧化物酶、偶联酶、脱碘酶及甲状腺球蛋白合成酶等）的缺陷，造成甲状腺素不足。

（2）多为常染色体隐性遗传病。

3. TSH、TRH 缺乏　亦称下丘脑 - 垂体性甲低或中枢性甲低。

（1）垂体分泌促甲状腺素障碍引起。

（2）常见于特发性垂体功能低下或下丘脑、垂体发育缺陷。

（3）下丘脑 TRH 不足所致者较多见。

4. 甲状腺或靶器官反应低下

5. 母亲因素　母亲服用抗甲状腺药物或母亲患自身免疫性疾病，存在抗甲状腺抗体，均可通过胎盘影响胎儿，造成甲低，亦称暂时性甲低，通常在 3 个月后好转。

（二）地方性先天性甲低

多因孕妇饮食缺碘，致使胎儿在胚胎期即因碘缺乏而导致甲低。

三、临床表现

1. 新生儿期　患儿常为过期产，出生体重常大于第 90 百分位，身长和头围可正常，前、后囟大；胎便排出延迟，生后常有腹胀、便秘、脐疝，易被误诊为先天性巨结肠；生理性黄疸期延长；患儿常处于睡眠状态，对外界反应低下，肌张力低，吮奶差，呼吸慢，哭声低且少，体温低（常 <35℃），四肢冷，末梢循环差，皮肤出现斑纹或有硬肿现象等。

2. 典型症状　多数患儿常在出生半年后出现典型症状。

（1）特殊面容和体态：头大、颈短、皮肤粗糙、面色苍黄、毛发稀疏、无光泽、面部黏液水肿、眼睑浮肿、眼距宽、鼻梁低平、唇厚、舌大而宽厚、常伸出口外。患儿身材矮小、躯干长而四肢短小、上部量/下部量大于 1.5、腹部膨隆、常有脐疝。

（2）神经系统症状：智能发育低下，表情呆板、淡漠，神经反射迟钝；运动发育障碍，如会翻身、坐、立、走的时间都延迟。

（3）生理功能低下：精神差，安静少动，对周围事物反应少，嗜睡，纳差，声音低哑，体温低而怕冷，脉搏、呼吸缓慢，心音低钝，肌张力低，肠蠕动慢，腹胀，便秘。可伴心包积液，心电图呈低电压、P - R 间期延长、T 波平坦等改变。

3. 地方性甲低　因在胎儿期碘缺乏而不能合成足量甲状腺激素，影响中枢神经系统发育。临床表现为两种类型，但可相互交叉重叠。

（1）"神经性"综合征：主要表现为共济失调、痉挛性瘫痪、聋哑、智能低下，但身材正常，甲状腺功能正常或轻度减低。

（2）"黏液水肿性"综合征：临床上有显著的生长发育和性发育落后、智力低下、黏液性水肿等。T_4降低、TSH增高。约25%患儿有甲状腺肿大。

4. TSH 和 TRH 分泌不足　患儿常保留部分甲状腺激素分泌功能，因此临床症状较轻，但常有其他垂体激素缺乏的症状，如低血糖、小阴茎、尿崩症等。

四、实验室检查

1. 新生儿筛查

（1）目前多采用出生后2～3天的新生儿足跟血干血滴纸片检测 TSH 浓度作为初筛。

（2）结果大于15～20mU/L 时，再检测血清 T_4、TSH 以确诊。

2. 血清 T_3、T_4、TSH 测定

（1）任何新生儿筛查结果可疑或临床可疑的小儿都应检测血清 T_4、TSH 浓度。

（2）如 T_4 降低、TSH 明显升高即可确诊。

（3）血清 T_3 浓度可降低或正常。

3. TRH 刺激试验

（1）若血清 T_4、TSH 均低，则疑 TRH、TSH 分泌不足，应进一步做 TRH 刺激试验。

（2）静注 TRH 7μg/kg，正常者在注射20～30分钟内出现促甲状腺素峰值，90分钟后回至基础值。

（3）若未出现高峰，应考虑垂体病变。

（4）若 TSH 峰值出现时间延长，则提示下丘脑病变。

4. X 线检查　患儿骨龄常明显落后于实际年龄。

5. 核素检查　采用静脉注射^{99m}-Tc 后以单光子发射计算机体层摄影术（SPECT）检测患儿甲状腺发育情况及甲状腺的大

小、形状和位置。

五、诊断和鉴别诊断

根据典型症状和甲状腺功能测定，诊断不难。但在新生儿期不易确诊，应对新生儿进行群体筛查。年长儿应与下列疾病鉴别。

1. 先天性巨结肠　患儿出生后即便秘、腹胀，并常有脐疝，但其面容、精神反应及哭声等均正常，钡灌肠可见结肠痉挛段与扩张段。

2. 21－三体综合征　患儿智能及动作发育落后，但有特殊面容：眼距宽、外眼角上斜、鼻梁低、舌伸出口外，皮肤及毛发正常，无黏液性水肿，常伴有其他先天畸形。染色体核型分析可鉴别。

3. 佝偻病　患儿有动作发育迟缓、生长落后等表现。但智能正常，皮肤正常，有佝偻病的体征，血生化和 X 线片可鉴别。

4. 骨骼发育障碍的疾病　如骨软骨发育不良、黏多糖病等都有生长迟缓症状，骨骼 X 线片和尿中代谢物检查可用于鉴别。

六、治疗

本病应早期确诊，尽早治疗，以避免对脑发育的损害。一旦诊断确立，应终身服用甲状腺制剂。饮食中应富含蛋白质、维生素及矿物质。

七、预后

1. 如果出生后 3 个月内开始治疗，预后较佳，智能绝大多数可达到正常。

2. 如果未能及早诊断而在 6 个月后才开始治疗，虽然给予甲状腺素可以改善生长状况，但是智能仍会受到严重损害。

第六节　先天性肾上腺皮质增生症

一、临床表现

酶缺陷		盐代谢	临床类型
21-羟化酶	失盐型	失盐	男性假性性早熟，女性假两性畸形
	单纯男性化型	正常	同上
11β-羟化酶		高血压	同上
17-羟化酶		高血压	男性假两性畸形，女性性幼稚
3β-羟类固醇脱氢酶		失盐	男性、女性假两性畸形
类脂性肾上腺皮质增生		失盐	男性假两性畸形，女性性幼稚
18-羟化酶		失盐	男、女性发育正常

二、治疗

1. 目的

（1）替代肾上腺分泌类固醇不足，补充生理需要糖皮质激素、盐皮质激素，维持机体正常生理代谢。

（2）抑制 ACTH 分泌，减少肾上腺雄激素过度分泌，抑制男性化，阻止骨骺成熟加速，促进正常生长发育。

2. 失盐型应及时纠正水、电解质紊乱，静脉补液可用生理盐水，有代谢性酸中毒时用 0.45% 氯化钠和碳酸氢钠溶液，忌用含钾溶液。

3. 长期治疗

（1）糖皮质激素：予醋酸氢化可的松，每日 10~20mg/m²，分 2~3 次口服。

（2）盐皮质激素：可口服氟氢可的松 0.05~0.1mg/d。

4. 手术治疗 男性患儿勿需手术治疗。女性假两性畸形患儿宜在 6 个月~1 岁行阴蒂部分切除术或矫形术。

第七节 儿童糖尿病

一、概述

1. 糖尿病 是由于胰岛素分泌绝对缺乏或相对不足所致的糖、脂肪、蛋白质代谢紊乱症，分为原发性和继发性。

2. 原发性糖尿病分类

（1）1 型糖尿病：由于胰岛 β 细胞破坏，胰岛素分泌绝对不足所致，必须使用胰岛素治疗，故又称胰岛素依赖型糖尿病（IDDM）。

（2）2 型糖尿病：由于胰岛 β 细胞分泌胰岛素不足或靶细胞对胰岛素不敏感（胰岛素低糖）所致，亦称非胰岛素依赖型糖尿病（NIDDM）。

（3）青年成熟期发病型糖尿病（MODY）：是一种罕见的遗传性 β 细胞功能缺陷症，属常染色体显性遗传。

（4）新生儿糖尿病（NDM）：是指出生后 6 个月内发生的糖尿病，通常需要胰岛素治疗。多为单基因疾病，由于基因突变导致胰岛 β 细胞功能和成熟缺陷而致。

二、病理生理

胰岛 β 细胞大都被破坏，分泌胰岛素明显减少而分泌胰高血糖素的细胞和其他细胞则相对增生。

三、临床表现

1. 1型糖尿病患者起病较急骤，多有感染或饮食不当等诱因。

（1）典型症状：多饮、多尿、多食和体重下降（三多一少）。

（2）儿童因夜尿增多而发生遗尿。

（3）约40%患儿在就诊时即处于酮症酸中毒状态。

（4）多表现为起病急，进食减少，恶心，呕吐，腹痛，关节或肌肉疼痛，皮肤黏膜干燥，呼吸深长，呼气中带有酮味等。

（5）体格检查时除体重减轻、消瘦外，一般无阳性体征。

（6）病程较久，对糖尿病控制不良时，可发生生长落后、智能发育迟缓、肝肿大，称为 Mauriac 综合征。

2. 儿童糖尿病的自然病程。

急性代谢紊乱期	从出现症状到临床确诊，多在1个月内。可有高血糖、糖尿和酮尿
暂时缓解期	约75%患儿经胰岛素治疗后临床症状消失，血糖下降、尿糖减少或转阴性，即进入缓解期
强化期	患儿出现血糖增高和糖尿不易控制的现象，胰岛素用量逐渐或突然增多
永久糖尿病期	青春期后，病情逐渐稳定，胰岛素用量比较恒定

四、实验室检查

1. 尿液检查

（1）尿糖：阳性，间接反映糖尿病患者血糖控制的状况。

（2）尿酮体：糖尿病伴有酮症酸中毒时可阳性。

（3）尿蛋白：了解肾脏病变情况。

2. 血液检查

（1）血糖：符合以下任意一项标准即可诊断为糖尿病。

①有典型糖尿病症状并且餐后任意时刻血糖水平 ≥ 11.1mmol/L。

②空腹血糖 FPG≥7.0mmol/L。

③2 小时口服葡萄糖耐量试验（OGTT）血糖水平 ≥ 11.1mmol/L。

④空腹血糖受损（IFG）：FPG 为 5.6~6.9mmol/L。糖耐量受损（IGT）：口服 1.75g/kg（最大 75g）葡萄糖后 2 小时血糖在 7.8~11.0mmol/L。IFG 和 IGT 被称为"糖尿病前期"。

（2）血脂，血气分析，糖化血红蛋白。

（3）葡萄糖耐量试验：正常人 0 分钟血糖 < 6.7mmol/L，口服葡萄糖 60 分钟和 120 分钟分别低于 10.0mmol/L 和 7.8mmol/L；糖尿病患儿 120 分钟血糖 >11.1mmol/L。

五、治疗

合理应用胰岛素，饮食管理，运动锻炼，自我血糖监测，糖尿病知识教育和心理支持。

1. 糖尿病酮症酸中毒的治疗

（1）液体治疗：主要针对脱水、酸中毒和电解质紊乱，酮症酸中毒时脱水量约 100ml/kg，应遵循下列原则输液。

①开始第 1 小时，按 20ml/kg（最大量 1000ml）快速静滴生理盐水，纠正血容量、改善血循环和肾功能。

②第 2~3 小时，按 10ml/kg 静滴 0.45% 氯化钠溶液。当血糖 <17mmol/L，用含 0.2% 氯化钠 5% 葡萄糖液静滴。

③开始 12 小时内至少补足累积损失量一半，后 24 小时内，按 60~80ml/kg 静滴同样溶液。

④pH < 7.1，HCO_3^- < 12mmol/L 时，按 2mmol/kg 给 1.4% 碳酸氢钠溶液静滴。

（2）胰岛素治疗：糖尿病酮症酸中毒时多用小剂量胰岛素静脉滴注治疗。

（3）控制感染

①酮症酸中毒常并发感染，应在急救时用抗生素治疗。

②处理不当时，可有脑水肿、低血糖、低血钾、碱中毒、心衰或肾衰。

2. 长期治疗措施

（1）饮食：每日所需热量（kcal）= 1000 +［年龄 ×（80 ~ 100）］，对年幼儿宜稍偏高，而年龄大的患儿宜偏低。

（2）胰岛素治疗

①短效胰岛素，中效珠蛋白锌胰岛素、长效的鱼精蛋白锌胰岛素、长效胰岛素类似物（甘精胰岛素和地特胰岛素）以及预混胰岛素。

②轻症患儿胰岛素用量每日 0.5 ~ 1.0U/kg，青春期前儿童一般为每日 0.75 ~ 1.0U/kg，青春期儿童用量 > 1.0U/kg。

（3）运动疗法、宣教和管理、血糖监测及预防慢性并发症。

小结速览

内分泌疾病
- 生长激素缺乏症
  - 表现：患儿 1 岁后生长速度慢，骨骼发育落后
  - 治疗：生长激素
- 性早熟
  - 表现：女孩 8 岁、男孩 9 岁前呈现第二性征
  - 治疗：病因治疗、促性腺激素释放激素类似物

内分泌疾病
├─ 先天性甲状腺功能减低症
│   ├─ 表现：智能落后、生长发育迟缓、生理功能低下、特殊面容（头大、颈短、眼距宽）
│   └─ 治疗：终身服用甲状腺制剂
└─ 儿童糖尿病
    ├─ 表现：多饮、多尿、多食和体重下降
    └─ 治疗：胰岛素

第十六章 遗传性疾病

> ● **重点** 唐氏综合征的临床表现、诊断及鉴别。
> ○ **难点** 遗传性疾病的临床分类、肝豆状核变性的临床表现。
> ★ **考点** 苯丙酮尿症的临床表现、诊断及治疗。

第一节 遗传学概述

遗传性疾病是指由遗传物质发生改变而引起的或者是由致病基因所控制的疾病,具有先天性、终身性和家族性的特征。

先天性疾病是指出生时即表现出临床症状的疾病,可以由遗传因素所致,但也见于因环境致畸因素所致的胎儿发育和表型异常。其原因并非基因改变所致,不能传递给后代,故非遗传性疾病。

一、遗传性疾病的临床分类

1. 染色体病 各类染色体异常所致疾病,是人类最多见先天性遗传病。根据染色体异常性质,可分染色体数目(唐氏综合征)、结构异常。

(1)常染色体疾病

①由常染色体数目、结构异常引起的疾病,占总染色体病2/3。

②患者均有较重或明显先天多发畸形、智力和生长发育落

后，常伴特殊肤纹，即所谓的"三联症"。

（2）性染色体疾病

①指由性染色体 X 或 Y 发生数目、结构异常所致疾病，占总染色体病 1/3。

②婴儿期无明显表现，到青春期因第二性征发育障碍或异常才就诊。

2. 单基因病　分 5 种遗传方式，常染色体显（隐）性遗传、X 连锁显（隐）性遗传、Y 连锁遗传。

3. 线粒体疾病

4. 基因组印记

5. 复杂遗传病　由多个基因与环境因素共同引起，遗传方式不符合孟德尔遗传定律，表现为家族倾向，又有性别和种族差异，群体患病率 0.1% ~ 1%。

二、遗传性疾病的诊断

1. 病史采集

2. 体格检查　怀疑有遗传性疾病患儿应进行详细体格检查。

3. 实验室诊断技术　染色体核型分析是经典的细胞遗传检测技术。

4. 染色体核型分析　用于染色体数目及结构异常诊断。

5. DNA 测序　能在基因水平诊断遗传病，也可检测出携带者。

6. 实验室诊断技术　荧光原位杂交、微阵列比较基因组杂交技术、生化学测定。

三、遗传咨询

遗传咨询应遵循以下原则。

1. 遗传咨询人员应态度亲和，密切注意咨询对象的心理状态，并给予必要疏导。

2. 遗传咨询人员应尊重咨询对象的隐私权，对咨询对象提供的病史和家族史给予保密。

3. 遵循知情同意的原则，尽可能让咨询对象了解疾病可能的发生风险，建议采用的产前诊断技术的目的、必要性、风险等，是否采用某项诊断技术由受检者本人或其家属决定。

四、遗传病的治疗

治疗基本策略如下。

1. 临床水平的内、外科治疗以及心理治疗等，如多发畸形的外科手术纠治。

2. 在代谢水平上对代谢底物或产物的控制，如苯丙酮尿症的饮食治疗等。

3. 蛋白质功能的改善，如溶酶体病的酶替代治疗。

4. 针对突变基因转录的基因表达调控或针对突变基因的体细胞基因的修饰与改善，如原发免疫缺陷病的干细胞移植和基因治疗等。

第二节　临床细胞遗传学－染色体疾病

一、唐氏综合征

（一）概述

又称 21－三体综合征，人类最早被确定的染色体病。母亲年龄越大，发生率越高。

（二）临床表现

1. 特殊面容　出生有明显特殊面容，表情呆滞。

2. 智能落后 是最突出、最严重的表现。行为动作倾向于定型化，抽象思维能力受损最大。

3. 生长发育迟缓 患儿身长、体重均低，体格、动作发育迟缓，身材小，出牙迟且顺序异常。

4. 伴发畸形 部分男孩有隐睾，多无生育能力。女孩无月经，少数可生育。50%有先天性心脏病，其次是消化道畸形。

5. 皮纹特点 手掌出现猿线（俗称通贯手）。

（三）实验室检查

1. 细胞遗传学检查 根据核型分析可分为三型，即标准型、易位型、嵌合体型。

核型分类	机制	核型
标准型	最多见，多一条21号染色体	47，XX（或XY），+21
易位型	14号与21号染色体之间的易位	46，XX（或XY），-14，+t（14q21q）
	两条21号染色体发生着丝粒融合	46，XX（或XY），-21，+t（21q21q）
	21号与22号染色体之间的易位	46，XX（或XY），-22，+t（21q22q）
嵌合体型	正常细胞、21-三体细胞形成嵌合体	46，XY（或XX）/47，XY（或XX），+21

2. 荧光原位杂交 外周血淋巴细胞染色体检查可发现21-三体，羊水细胞染色体检查可用于产前诊断。

（四）诊断与鉴别诊断

1. 典型者根据特殊面容、智能与生长发育落后、皮纹特点可诊断，染色体核型分析确诊。

2. 新生儿或症状不典型者需核型分析确诊。

3. 与先天性甲状腺功能减退症鉴别

（1）有颜面黏液性水肿、头发干燥、皮肤粗糙、喂养困难、便秘、腹胀等症状。

（2）可测血清 TSH、T_4 和染色体核型分析进行鉴别。

（五）遗传咨询

1. 标准型 21 - 三体综合征再发风险为 1%，母亲年龄越大，风险率越高，> 35 岁发病率上升。在易位型中，再发风险为 4% ~ 10%。

2. 父母一方 21 号染色体与 21 号染色体罗伯逊易位携带者，无法生育正常孩子。

3. 生育过 21 - 三体综合征患儿孕妇及高危孕妇在怀孕期进行羊水染色体检查。

二、先天性卵巢发育不良综合征

（一）概述

先天性卵巢发育不良综合征（TS）又称 Turner 综合征，因性染色体 X 呈单体性所致。是人类唯一能生存的单体综合征。

（二）遗传学基础

1. 因细胞内 X 染色体缺失或结构改变所致，可能机制为

（1）亲代生殖细胞的减数分裂不分离。

（2）有丝分裂过程中 X 染色体部分丢失。

2. 患者染色体核型有单体型、嵌合型及结构变异型，以 X 染色体单体型最常见（95%）。

3. 结构变异型有长臂等臂 X 染色体、短臂或长臂部分缺失，少有 Y 染色体片段或来源不明染色体。

（三）临床表现

1. 多因身材矮小、青春期无性征发育、原发性闭经就诊。

2. 典型 TS 者新生儿期有颈后皮肤过度折叠以及手、足背水肿特异性症状。

3. 儿童期 > 3 岁常有身高增长慢，生长速率下降，多 < -3SD,成年期身高 135 ~ 140cm。

4. 颈短、50% 有颈蹼，后发际低，乳头距增宽，随年龄增长乳晕变深。多痣，有肘外翻。

5. 青春期无性征发育，原发性闭经，外生殖器幼稚型，不育。

6. 患者常伴先天性畸形，智力正常或稍低。

（四）实验室检查

1. 单体型 45，X 多见，占 60%，多妊娠早期自然流产，其余存活有典型症状。

2. 嵌合型 Turner 综合征可以是 45，X 与正常核型的嵌合 (45，X/46，XX)，也可以是 45，X 与其他异常核型的嵌合 (如 45，X/47，XXX)，约占该病的 25%，细胞类型以 46、XX 为主，个体症状轻；若以 45、X 细胞为主，表型与单体型相似。

3. X 染色体结构异常 可致 Turner 综合征，短臂或长臂整臂缺失相对多见，也可有部分片段丢失。临床上还可以见特殊 X 染色体结构异常。

4. 内分泌激素检查

（1）垂体促性腺激素黄体生成素、促卵泡激素升高，E2 降低，提示卵巢功能衰竭。

（2）部分血清生长激素激发峰值降低、血清类胰岛素样生长因子 -1 低下。

5. B 超检查 显示子宫、卵巢发育不良，重者呈纤维条索状。

（五）诊断

典型者根据特征性表现，新生儿期颈后皮肤过度折叠、颈蹼、手、足背水肿、指甲发育不良、第4、5掌骨短、儿童期身材矮小、发育正常或落后；青春期无性征发育，原发性闭经，外生殖器幼稚可诊断，结合常规核型分析，可诊断 Turner 综合征。

（六）治疗

包括改善其成人期最终身高、促进性征发育、辅助生殖技术、社会心理治疗及相关疾病防治。

1. 矮身材治疗　目的为提高患者生长速率，改善成年身高，诊断后临睡前皮注重组人生长激素 0.15U/kg。

2. 雌激素替代治疗　青春期 12 ~ 14 岁开始，先用小剂量 6 ~ 12 个月，2 年后用周期性雌激素 – 孕激素治疗。

三、先天性睾丸发育不全综合征

（一）概述

又称 Klinefelter 综合征，是一种发病率高的性染色体疾病，因性染色体异常致睾丸发育不全和不育，是男性不育常见原因之一。

（二）临床表现

1. 男性表型、体格瘦长、身材高、指间距大于身高，乳房女性化占40%，青春期发育延缓多无生育（偶例外）。体检男性第二性征不明显，无胡须，喉结，皮肤白皙，睾丸、阴茎小、阴毛发育差。

2. 智商水平处正常范围，但患者平均智商低 10 ~ 15 分左右。

（三）实验室检查

1. 外周血细胞染色体核型分析 性染色体标准型为三体型 47，XXY，也可有性染色体体型或五体型，如 48，XXXY、48，XXYY、49，XXXY、49，XXXYY。

2. 生化检验 患者血清中睾酮降低，垂体促性腺激素黄体生成激素、促卵泡激素升高。

3. 其他检查 精液无精子生成，精曲小管玻璃样变，睾丸间质细胞增生，但内分泌活力不足。

（四）治疗

1. 早期发现，患者 11～12 岁开始，进行雄激素疗法。

2. 一般可用长效睾酮制剂，如庚酸睾酮，开始肌注 50mg/次，3 周/次，隔 6～9 个月增加剂量 50mg，直至达成人剂量（每 3 周 200mg）。

四、DiGeorge 综合征

（一）概述

1. 是以先天性甲状旁腺功能减退和胸腺发育不良所致细胞免疫缺陷为特征染色体微缺失综合征。

2. 大部分 22q11.2 微小缺失可以通过荧光原位杂交的手段检测到，多重连接探针扩增、微阵列比较基因组杂交技术也是常用检测手段。＞90% 患者为新发 22q11.2 缺失，10% 患者缺失遗传自父母。

（二）临床表现

1. 患儿多同时有先天性心脏病，尤其圆锥动脉干畸形，常见法洛四联症、主动脉弓离断、室间隔缺损和永存动脉干等。

2. 免疫系统缺陷所致反复感染也常见，常与胸腺发育不良所致 T 细胞介导免疫应答受损有关。

3. 常见上颚畸形，典型如腭咽闭合不全、腭咽膜下裂、悬雍垂裂以及腭裂。小下颌、低位耳、宽距眼，多有发育迟缓，并伴认知功能以及学习障碍。

4. 其他常见症状有低钙血症、严重喂养及吞咽困难、肾脏畸形、听觉丧失、喉气管食管畸形、生长激素低下、自身免疫性疾病、惊厥、中枢神经系统畸形、骨骼畸形、眼部畸形、牙釉质发育不良等，少数可并发恶性肿瘤。

（三）鉴别诊断

1. Smith－Lemli－Opitz 综合征　因 DHCR7 基因缺陷引起的胆固醇代谢异常所致，临床多发畸形和发育迟滞，伴血清 7－脱氢胆固醇升高。

2. 眼－耳－脊柱综合征　以眼、耳、颜面部及脊柱畸形为主要症状的罕见先天性畸形。

3. CHARGE 综合征

（1）以眼部及中枢神经系统畸形、先天性心脏病、后鼻孔闭锁、生长发育迟滞、泌尿生殖道畸形以及耳部畸形为特征的联合畸形。

（2）为常染色体显性遗传，常见 CHDT 基因致病性突变。

（四）产前诊断

部分无家族病史但患病风险增加的产妇，常规超声发现的先天性心脏病、腭裂及腭唇裂等尤其心脏圆锥动脉干畸形可提示诊断。

第三节　单基因遗传疾病

一、概述

遗传性生化代谢缺陷总称，是因基因突变，引起蛋白质分子结构和功能改变，致酶、受体、载体缺陷，使机体生化反应和代谢异常，反应底物或中间代谢产物在体内大量蓄积，引起一系列临床表现的疾病。

二、遗传代谢病分类

1. 氨基酸病 苯丙酮尿症、枫糖尿病、同型胱氨酸血症、高甲硫氨酸血症、白化病、尿黑酸症、酪氨酸血症、高鸟氨酸血症、瓜氨酸血症、精氨酸酶缺乏症。

2. 碳水化合物代谢病 半乳糖血症、葡萄糖-6-磷酸脱氢酶缺乏症、果糖不耐受症、糖原贮积症、磷酸烯醇丙酮酸羧化酶缺陷。

3. 脂肪酸氧化障碍 肉碱转运障碍、肉碱棕榈酰转移酶缺乏症、短链酰基辅酶A脱氢酶缺乏症、中链酰基辅酶A脱氢酶缺乏症、极长链酰基辅酶A脱氢酶缺乏症。

4. 尿素循环障碍及高氨血症 氨甲酰磷酸合成酶缺陷、鸟氨酸氨甲酰转移酶缺陷、瓜氨酸血症、精氨酸琥珀酸血症、精氨酸血症、N-乙酰谷氨酸合成酶缺陷。

5. 有机酸代谢病 甲基丙二酸血症、丙酸血症、异戊酸血症、戊二酸血症等。

6. 溶酶体贮积症 戈谢病、黏多糖病、GM$_1$神经节苷脂贮积症、尼曼-皮克病。

7. 线粒体代谢异常 Leigh综合征、Kearns-Sayre综合征、MELAS综合征。

8. 核酸代谢异常 着色性干皮病、次黄嘌呤鸟嘌呤磷酸核糖转移酶缺陷症。

9. 金属元素代谢异常 肝豆状核变性、Menkes病。

10. 内分泌代谢异常 先天性肾上腺皮质增生症。

三、遗传代谢病常见症状与体征

1. 新生儿期、婴幼儿期、儿童期、青少年期，甚至成人期发病，有急性危象期、缓解期和缓慢进展期。

2. 急性症状和检验异常有急性代谢性脑病、高氨血症、代谢性酸中毒、低血糖。

3. 神经及消化系统表现突出，有容貌异常、毛发、皮肤色素改变。

四、诊断

确诊需根据疾病进行特异性底物、产物或者中间代谢物测定。串联质谱技术为遗传代谢病常规诊断工具。气相色谱－质谱技术对有机酸尿症和某些疾病诊断有重要意义。酶活性测定和基因突变检测更可靠，诊断价值更高。

五、苯丙酮尿症（PKU）

（一）概述

1. 是一种常染色体隐性遗传疾病，因苯丙氨酸羟化酶基因突变致酶活性降低，苯丙氨酸及其代谢产物在体内蓄积所致疾病。

2. PKU 为先天性氨基酸代谢障碍中最常见一种，临床有智力发育落后、皮肤、毛发色素浅淡和鼠尿臭味。

3. 人类苯丙氨酸羟化酶基因位于第 12 号染色体上，有 13个外显子和 12 个内含子。

（二）临床表现

1. 患儿出生时正常，常在 3～6 个月开始有症状，1 岁明显。

2. 神经系统

（1）智力发育落后最突出，智商低于正常。

（2）有行为异常（兴奋不安、忧郁、孤僻），癫痫小发作，少数肌张力增高和腱反射亢进。

3. 皮肤　出生数月后因黑色素合成不足，头发由黑变黄、皮肤白皙，湿疹较常见。

4. 体味　因尿液和汗液中排出苯乙酸多，可有明显鼠尿臭味。

（三）辅助检查

1. 新生儿疾病筛查　Phe 浓度大于切割值，行进一步检查和确诊。

2. 苯丙氨酸浓度　正常 < 120μmol/L，经典型 PKU > 1200μmol/L，中度 PKU > 360μmol/L ~ < 1200μmol/L，轻度 HPA > 120μmol/L ~ ≤360μmol/L。

3. 尿蝶呤图谱分析　用于 BH4 缺乏症鉴别诊断。

4. DHPR 活性测定　二氢生物蝶啶还原酶缺乏症时该酶活性明显降低。

5. DNA 分析　苯丙氨酸羟化酶、6 - 丙酮酰四氢蝶呤合成酶、二氢生物蝶啶还原酶等基因缺陷进行基因突变检测。

（四）治疗原则

一旦确诊，应立即治疗，开始治疗年龄越小，预后越好。患儿多采用低苯丙氨酸配方奶，待血苯丙氨酸浓度降至理想浓度时，可添天然饮食，首选母乳。成年女性在怀孕前，血苯丙氨酸控制在 120 ~360μmol/L，直至分娩，避免高苯丙氨酸血症影响胎儿。

六、肝豆状核变性

(一) 概述

又称 Wilson 病，一种常染色体隐性遗传疾病，因 ATP7B 基因异常，致铜在体内贮积。临床上以肝硬化、眼角膜 K - F 环和锥体外系三大表现为特征。

(二) 临床表现

1. 5 ~ 12 岁发病最多见，少数儿童入托体检时有肝功能异常被诊断。

2. 肝脏损害

(1) 最常见，可呈慢性或者急性发病，轻重不一。

(2) 有肝硬化、慢性活动性肝炎，急性、亚急性和爆发型肝炎，有时初诊就有肝硬化。

(3) 重者有肝、脾质地坚硬，腹腔积液、食管静脉曲张、脾功能亢进、出血倾向和肝功能不全表现。

3. 神经系统症状

(1) 较常见，多10岁后出现，轻时不易发现，察觉时已中后期。

(2) 有程度不等锥体外系症状，如腱反射亢进、病理反射、有肌张力改变、精细动作困难、肢体震颤、面无表情、构音及书写困难。

4. 其他伴发症状 有溶血性贫血、血尿或蛋白尿、精神心理异常。

5. 眼角膜 早期可正常，晚期眼角膜有 K - F 环。

(三) 辅助检查

1. 血清铜蓝蛋白 小儿正常含量 200 ~ 400mg/L，患者常 < 200mg/L。

2. 血清铜氧化酶活性 吸光度正常值为 0.17 ~ 0.57，患者明显降低。

3. 24 小时尿铜排出量增高 正常 < 40μg，患儿可达 100 ~ 1000μg，伴血铜浓度降低。

4. K - F 环检查 在角膜边缘可见呈棕灰、棕绿或棕黄色的色素环。

（四）治疗原则

1. 促进铜排泄药物 青霉胺，小剂量开始，渐增加，最大剂量为每日 20mg/kg。

2. 减少铜吸收药物 硫酸锌口服，重症患者不宜首选锌制剂。

3. 低铜饮食 避免食用含铜量高的食物，如肝、蚕豆、玉米、巧克力等。

七、糖原贮积症

（一）概述

1. 是一组因先天性酶缺陷所造成的糖原代谢障碍性疾病。

2. 共同生化特征 糖原代谢异常，多可见糖原在肝脏、肌肉、肾脏等组织中储积量增加。

3. 分类 根据临床表现和受累器官分肝糖原贮积症和肌糖原贮积症。

（二）临床表现

临床表现轻重不一，重者有新生儿低血糖和乳酸性酸中毒。

1. 多表现婴儿期肝大、生长落后、身材矮小、鼻出血、大便多，少数有低血糖惊厥。智力发育多正常，无明显低血糖症状，多因肝大就诊，多有娃娃脸表现，四肢瘦弱。

2. 特异性生化改变 低血糖、乳酸性酸中毒、高尿酸和高血脂及肝酶升高，B 超示肝肾增大。

3. 因高乳酸血症，患儿可有骨质疏松。长期并发症中肝腺瘤和进行性肾功能不全最突出。

（三）辅助检查

1. 生化异常　低血糖、酸中毒、血乳酸、血脂及尿酸升高，肝功能异常。

2. 口服糖耐量试验　血乳酸明显下降提示 GSD Ia 型。

3. 胰高血糖素刺激试验　正常时 45 分钟内血糖 > 1.4mmol/L，患者血糖无明显升高。

4. 肝组织活检　可见 PAS 染色阳性物增多。

5. DNA 分析　是最可靠的依据。

（四）治疗原则

总目标：维持血糖正常，抑制低血糖所继发各种代谢紊乱，延缓并发症出现。

1. 严重低血糖时，静脉给葡萄糖 0.5g/（kg·h）。

2. 饮食治疗为重要手段，维持血糖 4~5mmol/L，1 岁后用生玉米淀粉，4~6 小时/次，每次 1.75~2.0g/kg。补充微量元素和矿物质。

3. 在研究中的治疗方法，如肝脏移植。

八、黏多糖贮积病

（一）概述

1. 是一组因黏多糖降解酶缺乏疾病，使酸性黏多糖不能完全降解，致黏多糖积聚在机体不同组织，产生骨骼畸形、智能障碍、肝脾增大等临床症状和体征。

2. 黏多糖是结缔组织细胞间主要成分，广泛存在于各种细胞内。

（二）临床表现

1. 体格发育障碍

（1）患者出生时正常，随年龄增长症状渐明显。

（2）共同特征：出生1年后有生长落后，主要表现为矮小、面容较丑陋、头大、鼻梁低平、鼻孔大、唇厚、前额和双颧突出、毛发多而发际低、颈短。

（3）有的类型有角膜混浊、关节进行性畸变、胸廓畸形、脊柱后凸或侧凸、膝外翻、爪形手、早期出现肝、脾大、耳聋、心脏增大。

2. 智力发育落后

（1）患儿精神神经发育周岁后渐迟缓，除ⅠS、Ⅳ型和Ⅵ型外，都伴智能落后。

（2）黏多糖病除Ⅱ型为X连锁隐性遗传外，其余均属常隐性遗传病。

（三）辅助检查

1. 尿黏多糖测定

（1）常用甲苯胺蓝法做定性试验，患者尿液呈阳性反应。

（2）醋酸纤维薄膜电泳，可区分尿中排出黏多糖种类，进行分型参考。

2. 骨骼X线检查　骨质较疏松，骨皮质变薄，颅骨增大，蝶鞍增大，脊柱后凸或侧凸。

3. 酶学分析　测定白细胞或皮肤成纤维细胞中特异性酶活性测定，可对黏多糖病分型。

4. DNA分析　基因突变分析是分型最可靠依据。

（四）诊断与鉴别诊断

1. 根据临床特殊面容和体征、X线片表现及尿黏多糖阳性，可以诊断。

2. 家族史有黏多糖贮积病者对早期诊断有帮助。

3. 鉴别

（1）与佝偻病、先天性甲状腺功能减退症、黏脂贮积病各型、甘露糖累积病、GM₁神经节苷脂沉积病鉴别。

（2）其表现与黏多糖贮积病相似，但尿中黏多糖排量不增加。

九、甲基丙二酸血症（MMA）

（一）概述

一种常隐性遗传疾病，主要因甲基丙二酰辅酶 A 变位酶缺陷或其辅酶钴胺素代谢缺陷所致。

（二）临床表现

1. 早发型

（1）多 <1 岁起病，神经系统症状最严重，尤其脑损伤，多累及双侧苍白球。

（2）表现为惊厥、运动功能障碍及舞蹈徐动症。

（3）常伴血液系统损伤，如巨幼细胞贫血；部分患者有肝肾功能损伤。

（4）甲基丙二酰辅酶 A 变位酶缺陷：发病早，多在出生第1 周发病。出生时正常，迅速进展为嗜睡、呕吐并脱水、代谢性酸中毒、呼吸困难及肌张力低下。

2. 迟发型

（1）患者多 4～14 岁有症状，常伴脊髓、外周神经、肝肾、眼、血管及皮肤多系统损害。

（2）儿童或青少年期表现急性神经系统症状，如认知力下降、意识模糊及智力落后，甚至有亚急性脊髓退行性变。

（三）辅助检查

1. 一般检查 包括血尿常规，肝、肾功能，血气分析，电解质，血糖、血氨及血乳酸。

2. 串联质谱血酰基肉碱检测 患者血丙酰肉碱水平及丙酰肉碱与乙酰肉碱比值升高。

3. 气相色谱－质谱尿有机酸检测 尿中甲基丙二酸、甲基柠檬酸和 3－羟基丙酸排量增加。

4. 酶学分析 通过皮肤成纤维细胞、外周血淋巴细胞酶活性检测确定 MMA 酶缺陷类型。

5. 影像学检查 甲基丙二酸血症者表现为脑白质脱髓鞘变性、软化、坏死、脑萎缩或脑积水。

（四）诊断和鉴别诊断

1. 临床无特异性，易漏诊或误诊。最常见症状为反复呕吐、嗜睡、惊厥、运动障碍、智力及肌张力低下。

2. 需与继发性甲基丙二酸血症鉴别，后者多因母亲慢性胃肠和肝胆疾病、营养障碍，致患者自胎儿期处于维生素 B_{12} 及叶酸缺乏状态。

（五）治疗原则

1. 急性期治疗

（1）甲基丙二酸血症急性期以补液、纠正酸中毒为主，同时限制蛋白质摄入，供足够热量。

（2）持续高氨血症（血氨＞600μmol/L），需腹膜透析或血液透析去除毒性代谢物。

2. 长期治疗

（1）饮食治疗。

（2）维生素 B_{12} 有效型者每周肌内注射维生素 B_{12} 1～2 次，1.0mg/次。

（3）左旋肉碱，常用剂量为 50 ~ 200mg/（kg·d）。

（4）甜菜碱和叶酸，用于伴同型半胱氨酸血症、贫血者，甜菜碱 500 ~ 1000mg/d 口服。

小结速览

```
                 ┌ 临床分类—染色体病、单基因疾病、复杂遗传病等
                 │
                 │            ┌ 表现：特殊面容、智能落后、
                 │            │       生长发育迟缓、伴发畸形等
                 │  唐氏综合征 ┤ 诊断：染色体核型分析确认
                 │            │
                 │            └ 鉴别：先天性甲状腺功能减退症
                 │
                 │            ┌ 病因：PAH 活性降低
                 │            │
                 │            │ 表现：智力发育落后，皮肤、
                 │            │       毛发色素浅淡和鼠尿臭味
  遗传性疾病 ────┤  苯丙酮尿症 ┤ 辅助检查：苯丙氨酸浓度测定、
                 │            │           尿蝶呤图谱分析
                 │            │ 诊断：表现＋排除 BH4 缺乏症
                 │            │
                 │            └ 治疗：低苯丙氨酸饮食等
                 │
                 │            ┌ 病因：ATP7B 基因异常
                 │            │
                 │            │ 表现：肝硬化、眼角膜 K－F 环、
                 │            │       锥体外系症状等
                 └ 肝豆状核变性┤ 治疗：促进铜排泄（青霉胺）、
                              │       减少铜吸收（锌制剂）、
                              └       低铜饮食等
```

第十七章 儿童急救

- ● **重点** 心肺复苏。
- ○ **难点** 急性呼吸衰竭的治疗。
- ★ **考点** 急性中毒的途径及处理。

第一节 儿童心肺复苏

心肺复苏：在心搏呼吸骤停的情况下所采取的一系列急救措施，包括胸外按压形成暂时性人工循环、人工呼吸纠正缺氧、电击除颤转复心室颤动等，使心脏、肺脏恢复正常功能，使生命得以维持。

一、诊断

1. 表现为突然昏迷，部分有一过性抽搐、呼吸停止、面色灰暗或发绀、瞳孔散大和对光反射消失、大动脉（颈、股、肱动脉）搏动消失、听诊心音消失。

2. 心搏呼吸骤停诊断并不难，一般患儿突然昏迷及大血管搏动消失即可诊断。紧急情况下，触诊不确定有无大血管搏动亦可拟诊（10 秒），不必反复触摸脉搏或听心音。

二、生存链

1. **基本生命支持（BLS）** 即心搏呼吸骤停后的现场急救，包括快速判断和尽早实施心肺复苏，如开放气道 A、人工呼吸 B 和胸外按压 C，启动应急反应系统。

2. 高级生命支持　为心肺复苏的第二阶段，最大限度地改善预后，包括在不导致胸外按压明显中断和电除颤延迟的情况下，建立血管通路、使用药物、电除颤、气管插管、使用人工呼吸器、进行心电监测等。

3. 心肺复苏后的综合治疗

三、心搏呼吸骤停的处理

1. 迅速评估和启动急救医疗服务系统。

2. 迅速实施 CPR，婴儿和儿童方法为 C－A－B；新生儿方法为 A－B－C。

3. 迅速启动急救医疗服务系统。

4. 高级生命支持（ALS），即在 BLS 基础上建立血管通路，应用药物，最大限度改善预后。

第二节　急性呼吸衰竭

一、临床表现

1. 原发疾病的临床表现　肺炎、脑炎。

2. 呼吸衰竭的早期表现　常有呼吸窘迫的表现，如呼吸急促、鼻翼扇动、胸壁吸气性凹陷、喘息、呼吸困难等；新生儿及较小的婴儿由于存在呼气时将会厌关闭以增加呼气末正压的保护机制，可在呼气时出现呻吟。

3. 重要脏器的功能异常

二、对肺气体交换障碍程度的评估

血液气体分析在呼吸衰竭的评估中有重要地位。$PaO_2 <$

60mmHg 和（或）$PaCO_2 > 50mmHg$ 作为呼吸衰竭的诊断标准，是较客观可操作的指标，可反映氧合和通气状态。

三、治疗

一般治疗	置患儿于舒适体位，翻身、拍背、吸痰。给予营养支持
原发疾病治疗	应尽快治疗诱发呼吸衰竭的原发疾病，对于肺部感染，选用合理的抗生素治疗等
氧疗与呼吸支持	无创性通气支持和人工机械通气
特殊的呼吸支持	包括体外膜氧合、液体通气、高频通气、吸入NO、吸入氦气和肺泡表面活性物质

第三节　儿童急性中毒

一、概述

某些物质接触人体或进入体内后，与体液和组织相互作用，破坏机体正常的生理功能，引起暂时或永久性的病理状态或死亡，这一过程称为中毒。儿童中毒多为急性中毒，造成儿童中毒的主要原因是由于年幼无知，缺乏生活经验，不能辨别有毒和无毒。

二、中毒途径

1. 消化道吸收　为常见的中毒形式，高达90%以上。

2. 皮肤接触　儿童皮肤薄，脂溶性毒物易于吸收。

3. 呼吸道吸入　多见于气态或挥发性毒物的吸入，常见一氧化碳中毒、有机磷中毒。

4. 注射吸收　误注药物。

5. 经创伤口、创面吸收

三、中毒的诊断

1. 病史　包括发病经过、病前饮食、家长职业、活动范围等。儿童急性中毒首发症状多为腹痛、腹泻、呕吐、惊厥或昏迷等。

2. 体格检查　注意有重要意义的中毒特征，如呼气、呕吐物是否与某种物质相关，出汗情况，口唇或甲床情况，呼吸状态、瞳孔和心律失常等。

3. 毒源调查及检查　现场检查患儿周围是否有残余毒物，仔细查找呕吐物、胃液和粪便中有无毒物残渣。

四、中毒处理

原则上是立即治疗，毒物未明确时，按一般治疗原则抢救患儿，以排除体内毒物为首要措施，尽快减少毒物对机体损害，维持呼吸、循环等生命器官的功能。

1. 现场急救　保持呼吸道通畅、呼吸有效及循环良好。

2. 毒物的清除

（1）排出体内尚未吸收的毒物

①催吐：适用于年龄较大、神志清醒和合作的患儿，一般在中毒后 4～6 小时内进行。

②洗胃：清洗出尚在胃内的毒物，并可进行毒物鉴定。

③导泻：可在活性炭应用后进行，常用泻药有硫酸钠或硫酸镁。

④全肠灌洗：中毒时间较久，毒物主要存留在小肠或大肠。

⑤皮肤黏膜的毒物清除：大量清水冲洗毒物接触部位。

（2）促进已吸收毒物的排出

①利尿。

②碱化或酸化尿液。

③血液净化方法。

（3）透析疗法：危重的急性中毒患儿、血液灌流法、血浆置换、换血疗法。

（4）高压氧的应用。

3. 特异性解毒剂的应用（部分）

中毒类型	有效解毒剂
有机磷化合物类（1605、1059、3911、敌敌畏、乐果、其他有机磷农药）	解磷定、氯磷定、双复磷、阿托品
烟碱、毛果芸香碱、新斯的明、毒扁豆碱、槟榔碱、毒蕈	解磷定、氯磷定或双复磷、阿托品
氟乙酰胺	乙酰胺
阿托品、莨菪碱类、曼陀罗（颠茄）	毛果芸香碱、水杨酸毒扁豆碱
氰化物	氯化钙
麻醉剂和镇静剂（阿片、吗啡、可待因、海洛因、哌替啶、美沙酮、水合氯醛、苯巴比妥、巴比妥、巴比妥钠、异戊巴比妥钠、司可巴比妥、硫喷妥钠）	纳洛酮、丙烯吗啡
氯丙嗪、奋乃静	苯海拉明
苯丙胺（安非他明）	氯丙嗪
异烟肼	维生素 B_6
鼠药	维生素 K_1
β受体阻断药或钙通道阻滞剂	胰高血糖素

续表

中毒类型	有效解毒剂
阿司匹林	乙酰唑胺、碳酸氢钠、乳酸钠、维生素 K_1
一氧化碳	氧气
肉毒中毒	多价抗肉毒血清
河豚中毒	半胱氨酸

小结速览

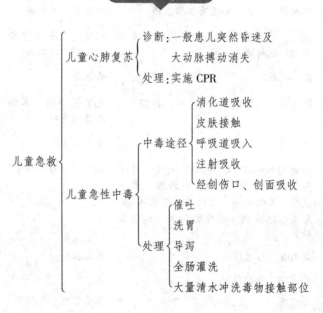